Crente Também Tem

DEPRESSÃO

Dr. David Murray

Crente Também Tem

DEPRESSÃO

Crente Também Tem Depressão

Título do original em inglês: *Christians Get Depressed Too*

Traduzido para o português e publicado com autorização da Reformation Heritage Books.

2965 Leonard Street, SE, Grand Rapids, MI 49525
616-977-0889 / Fax 616-285-3246.
orders@heritagebooks.org

2ª Edição em Português – Agosto 2012

EDITOR Manoel S. Canuto
TRADUTORES Gumercinda Oliveira e Marcio Sobrinho
REVISORES Marcio Sobrinho e Erika Monteiro
DESIGNER Heraldo Almeida

ISBN: 978-85-62828-19-5

Depoimentos

"Eu já estava desistindo de procurar saber o que havia de errado comigo, quando o Senhor colocou na minha vida o Dr. Murray e seus escritos. Deus está usando isto como uma corda salva-vidas para mim. Eu recomendo que todo e qualquer cristão leia o que ele escreveu."

— N. M., Carolina do Sul, EUA.

"De forma muito compassiva, o Dr. Murray ajuda a minorar a culpa que acompanha a inexprimível agonia da depressão. Com base nas Escrituras, este tesouro mostra ao crente deprimido que ele não foi abandonado por Deus, não é um cristão que vale menos, e não está necessariamente sendo punido por causa de algum pecado. O autor explica cuidadosamente os pensamentos e sentimentos do deprimido, e então apresenta a cura. Ele conclui a obra dirigindo-se claramente aos que tomam conta dos que sofrem de depressão. Este é um dos livros mais práticos e encorajadores que já li a respeito da depressão; e, como alguém que já sofreu de depressão, já li muitos livros sobre o assunto."

— S. L., Grand Rapids, Michigan, EUA.

"Dou graças a Deus pelo livro do Dr. Murray. Ele tem me ajudado imensamente no aprendizado e na compreensão das possíveis causas e curas da depressão e da ansiedade que se apoderam, de vez em quando, do mais profundo do meu ser. As aplicações práticas e o estilo claro dirigido ao leigo são de grande ajuda. Este livro afasta a culpa que o cristão sente por estar deprimido. Eu recomendo este livro com todo o entusiasmo. Na minha estante, ele ocupa o lugar da leitura que faço durante os momentos escuros da depressão."

— Dan Mayville, Amherstburg, Ontário, Canadá.

"A primeira vez que recebi o diagnóstico de depressão, fiquei totalmente dominada pela vergonha. Tenho um marido maravilhoso, cinco filhos adoráveis, e, mais importante que tudo, tenho Jesus Cristo. Naquela época, eu pensava que crentes verdadeiros NÃO entram em depressão. Aí alguém me recomendou este livro do Dr. Murray. À medida que eu lia, não tenho como descrever o alívio e o conforto que fui recebendo. Por pouco mais de um ano pensei que Deus tivesse me abandonado, mas, depois de ler este livro, minha fé foi grandemente fortalecida, e me voltou a confiança de que Deus não tinha me abandonado nem jamais o fará. Agradeço ao Dr. Murray o cuidado bíblico e pastoral em seu livro, bem como a sua abordagem equilibrada entre aquilo que é "físico", "espiritual" e "mental" na depressão. Durante a minha depressão, eu me sentia como se estivesse me afogando no meio do oceano, e este livro foi um salva-vidas para mim. Possa Deus continuar usando este livro para erguer espíritos abatidos, e para glorificar o seu nome."

— Jeni Lubbers, Grand Rapids, Michigan, EUA.

"Como alguém que tem lutado com essas trevas chamadas depressão, durante anos tenho procurado entender esse inimigo cruel. Na maioria das vezes, tenho ouvido dizer que um cristão que luta com depressão deve estar envolvido com algum pecado. O livro do Dr. Murray lançou um raio de sol nesse assunto obscuro. Com gratidão, agora, tenho uma melhor consciência das diferentes investidas da minha depressão e como lidar com elas por meio das aplicações práticas que o Dr. Murray expõe com muita clareza em seu livro. Sou eternamente grato por contar com esse livro útil e sábio."

— Jason Hayes, Windsor, Ontário, Canadá.

Prefácio

Talvez você tenha aberto este pequeno livro por estar desesperado. Como muitos cristãos, talvez você esteja sofrendo secretamente uma angústia mental ou emocional — pode ser depressão, ou talvez, crises de pânico — e você já recorreu a muitos remédios, mas não houve melhora, as coisas só pioram. Ou, talvez, em sua família alguém esteja sofrendo dessa forma e você simplesmente não sabe como interagir e ajudar. Ou, talvez, você seja um pastor que se sente impotente ao saber que uma das amadas ovelhas do seu rebanho está sofrendo com alguma angústia mental. Qualquer que seja seu motivo para estar lendo este livro, espero que você encontre nestas páginas algo que o ajude a lidar com seu sofrimento, ou a socorrer aqueles que estão sofrendo.

Com este título, *Crente também tem depressão*, pretendo me opor e corrigir uma resposta cristã muito comum dada aos crentes que sofrem depressão: "Ora, *crente* não tem depressão!" Quantas vezes você já não pensou, disse ou ouviu isto? Quantas vezes pastores e conselheiros cristãos não têm afirmado ou ao menos deixado isto implícito? Se é verdade que crente não tem depressão, isto talvez queira dizer que o crente que está sofrendo de depressão não está realmente depressivo, ou que não é um crente verdadeiro. Mas se esse conceito for falso, quanto sofrimento extra e culpa desnecessária estão sendo empilhados sobre uma mente já confusa e um coração arrasado!

O argumento deste livro é que alguns cristãos *ficam*, sim, deprimidos! No primeiro capítulo consideraremos por que estudar a depressão. Em seguida, perguntaremos como estudar a depressão. Em terceiro lugar, olharemos para o que é depressão. Então veremos as diferentes abordagens usadas para ajudar pessoas com depressão. Veremos o que podem fazer aquele que sofre, quem dele cuida, e a igreja.

Antes de continuarmos, talvez você esteja se perguntando quais as minhas credenciais para escrever sobre este assunto. Esse é um questionamento válido, ao qual responderei de quatro maneiras. Primeiramente, deixe-me esclarecer que não sou médico. Entretanto, conferi todo o conteúdo deste livro com um médico experiente e com um psicólogo cristão, ambos possuem longa experiência direta no tratamento de muitos pacientes com depressão.

Em segundo lugar, tenho sido pastor durante doze anos no noroeste da Escócia, tanto em Wester Ross[1] quanto nas Ilhas Hébridas,[2] áreas com alguns dos mais altos índices de depressão no mundo. Tive diversos contatos com pessoas que sofrem de depressão e também com alguns que cometeram suicídio. Então, minha motivação e metodologia ao escrever este livro não é acadêmica, mas prática. Quero desesperadamente ajudar os que sofrem e aqueles que lhes ministram cuidados. Eis por que este livro é curto e simples. Pessoas com depressão não conseguem ler centenas de páginas. Elas precisam de conselho e instrução simples, curta, embora substancial. Espero que estas páginas atendam a essa necessidade, tanto para os que sofrem como para seus entes queridos. De modo que você talvez queira encarar estas páginas como "Depressão, módulo 101", ou talvez, mais apropriadamente, "Depressão, disque 192". Esse é um guia de emergência, uma breve explanação da condição, causas, e curas tanto para o que sofre como para o que dele cuida. No último capítulo, irei recomendar alguns livros sobre depressão que são mais abrangentes e aprofundados. Também incluí um apêndice sobre a suficiência da Escritura.

---

1 N. do T.: West Ross é uma das mais remotas e selvagens regiões da Grã-Bretanha.

2 N. do T.: As Ilhas Hébridas compreendem um largo arquipélago na costa oeste da Escócia.

Em terceiro lugar, participei de forma bem próxima e dolorosa da experiência de amigos que lutaram com depressão, ansiedade e crises de pânico, alguns dos quais amo muitíssimo neste mundo. Passamos juntos por muitas águas profundas, até chegarmos novamente ao solo firme da graça de Deus, que nos preserva e faz perseverar. Carregamos as cicatrizes da batalha, mas também temos histórias de vida reais para contar.

Em quarto lugar, acredito que Deus me deu a responsabilidade de escrever sobre este assunto, um fardo que não posso mais ignorar. E confio que, junto com o fardo dado por Deus, virá a sabedoria dada por ele para escrever de tal modo que possa ministrar ao povo de Deus que se encontra em sofrimento.

Agradecimentos

Gostaria de agradecer a publicação deste livro a Joel Beeke e a Jay Collier, da Editora Reformation Heritage Books. Muito obrigado também a Annette Gysen, por ser tão sensível no seu trabalho editorial; a Linda den Hollander pela cuidadosa digitação, e a Derek Naves pela surpreendente arte de capa original.

Sou especialmente grato a todos os que me admitiram em sua vida para ajudá-los nos períodos de depressão. Aprendi muito com vocês e com a graça maravilhosa que demonstraram na fornalha da aflição.

Shona, minha querida esposa, tem sido para mim uma constante fonte de amoroso encorajamento. A sua opinião médica e o seu conselho espiritual deram equilíbrio a tudo que tenho escrito.

Acima de tudo, sou grato a Deus pelo imenso privilégio de ter sido chamado para servir ao seu povo aflito. Que Ele use este livro para ajudar, curar, e enxugar as suas lágrimas.

Sumário

CAPÍTULO I

A Crise

HÁ MUITOS tipos de sofrimento mental e emocional. A área com a qual estou particularmente preocupado aqui é o mais comum dos tipos — a depressão. Como a ansiedade e as crises de pânico são também comumente associadas à depressão (tanto que os médicos estão cada vez mais usando o termo "ansiedade-depressiva" quando se referem à depressão), muito do que escrevo se aplicará a estas angustiantes condições. Mas, em primeiro lugar, por que deveríamos estudar a depressão? Aqui vão oito razões.

Porque a Bíblia fala sobre ela

Há numerosos versículos bíblicos que se referem às causas, consequências e curas da depressão e da ansiedade severa. A Bíblia não se refere a cada causa e consequência. Nem aponta para cada cura. Mas, como veremos mais tarde, ela tem um papel importante a desempenhar no tratamento dos cristãos que estão sofrendo de depressão e ansiedade.

A Bíblia nunca afirma que "tal personagem teve uma enfermidade mental", ou que "tal personagem estava com depressão". No entanto, ela frequentemente descreve homens e mulheres que manifestaram muitos dos sintomas da depressão e ansiedade. Em alguns casos não está claro se estes sintomas refletem uma enfermidade mental duradoura ou simplesmente uma baixa temporária na saúde mental e emocional do indivíduo, algo que todo mundo atravessa de tempos em tempos. Por exemplo, sintomas de depressão e ansiedade podem ser vistos em Moisés (Nm 11.14), Ana (1Sm 1.7, 16) e Jeremias (20.14-18; Lm 3.1-6). Nesses casos é difícil dizer se os sintomas refletem uma depressão ou uma simples baixa temporária. Dr. Martin Lloyd-Jones argumenta, a partir de evidência bíblica, que Timóteo sofria de uma ansiedade quase paralisante[3]. Um exemplo ainda mais persuasivo de doença depressiva pode ter sido tomado de Elias (1Rs 19.1-18), Jó (6.2-3, 14; 7.11), e de vários salmistas (Sl 42.1-3, 9; 88). Steve Bloem, um pastor que atravessou severa e profunda depressão, escreveu:

> Os Salmos tratam a depressão mais realisticamente do que muitos livros populares atuais sobre cristianismo e psicologia. Davi e os outros salmistas frequentemente acharam-se profundamente deprimidos por varias razões. Contudo, eles não se desculpam pelo que sentem, nem o confessam como pecado. Essa era uma parte legítima do relacionamentos deles com Deus. Eles interagiam com o Senhor através do contexto da depressão.[4]

Outro versículo significativo é o que diz: "o espírito firme sustém o homem na sua doença, mas o espírito abatido, quem o pode suportar?" (Pv 18.14). O espírito do homem pode ajudá-lo em todo tipo de doença. Contudo, como Steve Bloem aponta, "quando é o mecanismo de cura que precisa ser curado, então, o problema é bem mais sério".[5]

Porque ela é muito comum

Uma em cada cinco pessoas experimenta depressão, e uma em cada dez uma crise de pânico em algum estágio da vida. Há uma estimativa de que 121 milhões de pessoas em todo o mundo sofrem de depressão e de que 5,8% dos homens e 9,5% das mulheres experimentará um episódio depressivo em algum ano. Suicídio,

3 M. Lloyd Jones, *Spiritual Depression*, (Londres: Pickering & Inglis,1965), p. 93ss.

4 Steve & Robyn Bloem, *Broken Mind* (Grand Rapids: Kregel, 2005),p. 204.

5 Ibid., p. 205.

que é algumas vezes o resultado final da depressão, é a causa principal de mortes violentas em todo o mundo, contabilizando 49,1% de todas as mortes violentas, comparadas com 18,6% na guerra e 31,3% por homicídio.[6]

A depressão também não é incomum entre cristãos professos. Em verdade, nestes dias parece haver uma epidemia de depressão, ansiedade e crises de pânico no meio dos crentes — tanto jovens quanto velhos. Isso, pelo menos em parte, é causado pelo estado depressivo da igreja e da nação. Ouvimos com frequência notícias desencorajadoras sobre divisões e problemas na igreja e cristãos que apostatam ou caem em pecado. Além disso, há o direcionamento secular e anticristão de muitos governos que continuam a desfazer as leis e os padrões judaico-cristãos sobre os quais a nossa civilização foi construída, e assim atacam e assolam a vida familiar. Existe uma implacável deturpação e perseguição aos cristãos através da mídia escrita e falada. E, para coroar tudo isto, ingerimos uma incessante dieta de más notícias sobre o palco internacional com guerras, terrorismo e desastres naturais sempre diante de nós.

Nestas condições, portanto, não é de se admirar que os cristãos reajam de modo negativo e se tornem deprimidos e ansiosos a respeito de sua própria situação, família, igreja, e o mundo em que vivem.

Porque ela traz impacto à nossa vida espiritual

Somos formados por alma e corpo. Contudo, há uma terceira dimensão que une ou sobrepõe esses dois elementos, a qual podemos enxergar como nossos pensamentos e sentimentos. Quando o nosso corpo está doente, ainda que seja apenas um resfriado comum, frequentemente nossa vida espiritual e nossos processos cognitivos e sentimentos são também afetados. Quando nossa vida espiritual está degradada, nossos pensamentos e sentimentos são afetados, e algumas vezes nossa saúde e funções físicas também. Não é, portanto, nenhuma surpresa que, quando nossa saúde mental e emocional está decadente e quando nossos processos de pensamento e sentimento estão tortos, há consequências físicas e espirituais danosas. O crente deprimido não pode concentrar-se para ler ou orar. Ele

6 Ibid., p. 54-55.

não quer se encontrar com as pessoas e assim procura evitar a igreja e a comunhão. E frequentemente pensa que Deus o abandonou.

A fé, ao invés de ser uma ajuda, pode algumas vezes causar problemas adicionais ao se lidar com a depressão. Há, por exemplo, o falso sentimento de culpa associado à falsa conclusão de que crentes de verdade não entram em depressão. Há também a tendência de se apontar nosso relacionamento com Deus e nossa condição espiritual como fonte do sofrimento mental, o que também aumenta a falsa culpa e o sentimento de inutilidade.

Porque ela pode ser prevenida ou mitigada

Muitas pessoas têm uma predisposição genética para a depressão talvez existente nos genes dos seus pais, o que aumenta a probabilidade de que sofram de depressão. Entretanto, mesmo nestes casos, o conhecimento de alguns dos outros fatores que podem estar envolvidos na causa da depressão pode algumas vezes ajudar a preveni-la ou, pelo menos, mitigá-la e encurtá-la.

Outros com nenhuma predisposição genética para a depressão podem também cair nela, como uma reação aos acontecimentos traumáticos da vida. E, novamente, ter algum conhecimento das estratégias e técnicas da saúde mental e emocional pode ser especialmente útil para prevenir, mitigar ou encurtar a enfermidade.

Um benefício adicional de se ter algum conhecimento a respeito da depressão é que isso vai impedir o perigoso e prejudicial equívoco que muitas vezes leva pessoas, especialmente cristãos, a verem os medicamentos não como uma provisão de Deus e de sua graça, mas como uma rejeição a Deus e à sua graça.

Porque ela abrirá portas para sermos úteis

Um entendimento maior da depressão nos fará mais úteis e nos dará mais empatia para com as pessoas que sofrem dela. Se víssemos alguém lutando para sobreviver no meio de uma nevasca congeladora, a última coisa que faríamos era tirar-lhe o agasalho. Tal ação seria cruel e desumana e poderia facilmente levar à morte. Mas, a Bíblia diz que estamos fazendo exatamente a mesma coisa se tentamos ajudar um amigo em depressão por meio de piadinhas e exortações insensíveis à alegria (Pv 25.20).

Nos estudos posteriores veremos com mais detalhes o que amigos e conselheiros deveriam dizer e fazer por aqueles que sofrem de depressão e ansiedade. Entretanto, a regra geral é que aqueles que ouvem mais e falam menos serão os mais úteis aos que sofrem.

Porque a depressão é muito mal compreendida

John Lockley escreve: "Estar deprimido é, em si mesmo, bastante ruim, mas ser um cristão deprimido é ainda pior. E ser um cristão deprimido numa igreja cheia de pessoas que não entendem de depressão é ter um gostinho do inferno".[7]

Há um estigma terrível ligado à depressão. Isso é resultado da difundida má compreensão de suas causas, sintomas e curas disponíveis. As razões para tantos equívocos são compreensíveis. Diferente do câncer ou de uma cardiopatia ou artrite, não há exame ou teste que possa demonstrar visivelmente a existência da depressão ou ansiedade. Ela é uma doença essencialmente "invisível". Desejamos estar aptos para apontar algo e dizer: "Aí está o problema!". Quando não podemos fazer isso, com frequência concluímos erradamente que não há nenhum problema. Ou, se somos cristãos, podemos muitas vezes concluir de maneira errada que nossa vida espiritual é o problema.

Esse equívoco é discutido no excelente livro, *I'm not supposed to feel like this*, escrito por um pastor cristão, por um psiquiatra cristão e por um conferencista sobre psiquiatria, também cristão. No início do livro eles resumem aquilo em que acreditam e em que não acreditam sobre a depressão:

> Em que acreditamos: cremos que todo cristão pode experimentar aflições, temor, abalos e depressão. Cremos também que ser um cristão não nos livra a nós ou a nossos entes queridos, de experiências perturbadoras e de problemas desafiantes tais como de doenças, desemprego, relacionamentos e outras dificuldades práticas.
> Em que não acreditamos: Embora às vezes todos nós escolhamos agir de um modo que é errado, e isto pode trazer más consequências para

7 J. Lockley, *A Practical Workbook for the Depressed Christian* (Bucks: Authentic Media, 1991), p. 14.

> nós e para outros, não vemos ansiedade e depressão como sendo sempre o resultado do pecado; nem acreditamos que problemas de saúde mental são o resultado de falta de fé.[8]

É absolutamente vital para os cristãos entender e aceitar que, enquanto a depressão normalmente tem sérias consequências para a nossa vida espiritual, ela não necessariamente é causada por problemas em nossa vida espiritual.

Porque ela é um talento a ser investido para Deus

Como toda aflição na vida dos cristãos, a depressão deveria ser vista como um "talento" (Mt 25.14) que pode ser investido de modo a trazer benefício para nós e para outros, bem como para a glória de Deus. O psicólogo cristão James Dobson observa que "nada é desperdiçado na economia de Deus". Esse "nada" inclui a depressão.

O livro *Mind over Mood,* conquanto não escrito de uma perspectiva cristã, assim ilustra os possíveis "benefícios" da depressão:

> Uma ostra cria uma pérola a partir de um grão de areia. O grão de areia é irritante para a ostra. Em resposta ao desconforto, a ostra cria uma cobertura lisa, protetora que envolve a areia e provê alívio. O resultado é uma bela pérola. Para uma ostra, a irritação torna-se a semente para algo novo. Semelhantemente, *Mind Over Mood* ajudará você a desenvolver algo valioso a partir do seu desconforto atual. As habilidades ensinadas neste livro ajudá-lo-ão a sentir-se melhor e continuarão a ter valor em sua vida muito depois que seus problemas originais tenham desaparecido.[9]

Deus geralmente usa pessoas quebrantadas. Em *Passion and Purity*, Elizabeth Elliot citou Ruth Stull, do Peru: "Se a minha vida está quebrada quando é dada a Jesus, é porque pedaços podem alimentar uma multidão, enquanto um pão satisfará apenas um garoto".[10]

---

8 C. Williams, P Richards, *I Whitton, I'm not supposed to feel like this,* (Londres: Hodder & Stoughton, 2002), p. 10.

9 D. Greenberger & C Padesky, *Mind over Mood,* (New York: Guilford, 1995), 1.

10 E. Elliot, *Passion and Purity*, Pawer Books (Old Tappan, NJ.: Revell, 1984).

Porque todos nós podemos melhorar nossa saúde mental e emocional

A maioria dos cristãos tenta tomar medidas preventivas (e curativas) para gozar uma vida espiritual e física boa e saudável. Contudo, há menos conscientização do esforço similar requerido para se manter ou recobrar a saúde mental. Há muito pouca consciência das estratégias bíblicas e das sólidas técnicas que podem ser utilizadas para se conseguir boa saúde mental e emocional, com benéficas consequências para o nosso corpo e alma.

Eu nunca fui diagnosticado com qualquer tipo de enfermidade mental. Entretanto, como a maioria das pessoas, e especialmente como a maioria dos pastores, tenho tido pontos baixos em minha vida, tempos de depressão e ansiedade num grau leve a moderado. Às vezes, isso tem sido causado por dores no corpo e enfermidades, e às vezes por meu processo de pensamento seguir numa direção equivocada. O que agora sei sobre como melhorar e manter a saúde mental e emocional, e que espero comunicar em capítulos posteriores, teria me ajudado grandemente nesses períodos de baixa. O que aprendi está me ajudando em minha prática diária a superar desapontamentos e administrar situações estressantes sem que minha saúde mental sofra tanto quanto antes.

Quando olho ao meu redor, e especialmente quando olho para a igreja, posso ver muitas pessoas que não receberam o diagnóstico de depressão e que não estão incapacitadas por ela, mas que têm experimentado a longo prazo um nível leve de depressão e ansiedade que está exercendo efeito de se abater sobre sua saúde corporal e sua vida espiritual. Acredito que não seria muito difícil para elas aprenderem algumas estratégias e técnicas saudáveis que melhorariam sua saúde mental e, consequentemente, sua saúde corporal e espiritual. Algumas dessas técnicas e estratégias são tratadas neste livro.

No próximo capítulo vamos considerar a atitude e o espírito com o qual devemos estudar a depressão.

CAPÍTULO II

A Complexidade

Iniciamos considerando oito razões *por que* o cristão deveria estudar esse assunto. Neste capítulo gostaríamos de ver *como* o cristão deveria estudar a depressão — com qual atitude e em que espírito este assunto deveria ser abordado. Há dois princípios que devem condicionar todos os nossos pensamentos e a expressão deles ao estudar a depressão.

Evitar dogmatismos e buscar humildade

Primeiramente, que haja uma ausência de dogmatismo. Onde a Palavra de Deus é dogmática o pregador deve ser dogmático. Ele deve, de forma clara e enfática, declarar a Palavra de Deus com toda autoridade. Ele não deve hesitar ou ser ambíguo. Não deve fazer meras sugestões ou propostas. Ele deve proclamar: "Assim diz o Senhor".

Infelizmente, os pregadores e escritores cristãos têm tomado uma atitude dogmática em áreas nas quais a Palavra de Deus não é dogmática. Uma destas áreas é a da depressão. Pesquisando sobre este assunto, fiquei com frequência chocado pela quase infalibilidade *ex-catedra* assumida por escritores e oradores cristãos quando escrevem ou falam sobre sofrimento mental e emocional. Este dogmatismo perigoso normalmente reflete seus próprios preconceitos e experiências, ao invés dos princípios da Palavra de Deus.

Deve-se admitir que essa certeza dogmática radical e confiante certamente atrai o escritor ou pregador e também o ouvinte que almeja simplicidade num mundo confuso. Entretanto, essa certeza dogmática é altamente danosa no complexo campo da depressão, que requer pensamento, escrita e fala cuidadosos, equilibrados e sensíveis.

Quando olhamos para o passado, para os tratamentos que costumavam ser oferecidos para as doenças do corpo, encolhemo-nos de horror ante as frequentes, cruas e impróprias opiniões e poções que eram confiantemente dadas aos pacientes. Com os avanços nas pesquisas médicas, tais opiniões e remédios parecem ridículos hoje. É muito provável que nos anos que virão, com o avanço das pesquisas sobre depressão e também o avanço no entendimento do ensino bíblico a respeito, uma grande quantidade da confiante certeza que atualmente está mascarada como prática bíblica ou médica parecerá também ridícula, cruel ou mesmo horripilante.

Em nosso estudo e em nosso contato com aqueles que sofrem de depressão, evitemos o dogmatismo infundado e injustificável; e estudemos, ouçamos e falemos com humildade, conscientes da nossa própria ignorância e insuficiência quando nos defrontamos com as complexas e misteriosas causas e consequências da depressão.

Evitar extremos e buscar o equilíbrio

Há três extremos simplistas que deveríamos evitar quando consideramos as causas da depressão: primeiramente, que é tudo físico; segundo, que é tudo espiritual; terceiro, que é tudo mental. Vamos examinar essas três posições.

Toda depressão é física

Por muitos anos, a pressuposição básica por trás das soluções medicamentosas largamente oferecidas por muitos médicos e psiquiatras é a de que a depressão tem raízes puramente físicas — desequilíbrios químicos no cérebro. E, se a pressuposição de uma causa física está correta (deficiência química), então a prescrição de antidepressivos (correção química) é uma conclusão lógica. Isso é frequentemente chamado de modelo médico, ou modelo de tratamento químico.

Existe muita evidência científica em apoio ao modelo de tratamento químico. Estudos têm mostrado que o cérebro de pacientes deprimidos tem uma química diferente, comparado ao das pessoas com boa saúde mental. Para dizer de maneira simples, o cérebro precisa de elementos químicos para movimentar nossos pensamentos. Quando esses elementos estão em falta, como normalmente é o caso quando se está em depressão, então o processo inteiro fica lento, ou até mesmo para, em certas áreas.

Obviamente, o modelo de tratamento químico, ou modelo do problema físico para depressão é apoiado por aqueles que querem negar a existência de um elemento não-físico ou espiritual nos seres humanos. Contudo, há cristãos que também apoiam o acesso ao modelo de tratamento químico. Um exemplo disso é encontrado no livro *Broken Minds* de Steve e Robyn Bloem. Steve é um pastor cristão que tem lidado e lutado com a depressão através do seu ministério. Seu livro, coescrito com sua esposa, foca-se na depressão endógena (depressões cuja origem é biológica ou orgânica) e fornece um relato profundamente comovente de uma vida de batalha aterradora com uma enfermidade mental. Não há um livro cristão, que eu conheça, que evidencie com uma perspicácia tão honesta e impactante a dor e a agonia que o depressivo e seus familiares têm de suportar. Se você deseja aumentar sua empatia e compaixão por aqueles que sofrem e seus familiares, esse livro dilacerante é para você.

Entretanto, a grande utilidade do livro acaba por ser limitada em razão do foco no modelo de tratamento químico para as causas e curas. Como já dissemos, há inquestionavelmente um fator físico na maioria das depressões que requerem medicação. E no caso de Steve Bloem parece ter sido um problema físico muito sério, o qual requeria uma medicação necessária e vital. Contudo, há uma grande diferença entre reconhecer isto e chegar a propor o tratamento químico como o modelo preferível em quase todos os casos, e os medicamentos como a solução preferível para quase todos os casos. Nessa área complexa, é um grande equívoco usar a experiência de alguém como "norma" para todos os demais.

De qualquer modo, a posição das causas "quase sempre físicas" dos Bloem é compreensível. Por muitíssimo tempo escritores e conferencistas cristãos dessa área têm sido largamente influenciados pela posição extremada de Jay Adams quanto às causas e curas "quase sempre espirituais" (discutiremos isto mais adiante). Todavia, não devemos adotar uma hiper-reação, saindo de um inútil extremo para outro extremo.

Toda depressão é espiritual

Essa posição extrema toma duas formas. Veremos brevemente a primeira por não ser tão comum em nossos círculos e então olharemos para a segunda com mais detalhes. Em terceiro lugar, vamos considerar as raras situações quando a depressão tem uma causa unicamente espiritual.

- *Depressão é causada por possessão demoníaca e requer exorcismo.*

Essa ideia está associada a algumas igrejas pentecostais e carismáticas que colocam uma grande ênfase na "batalha espiritual". O movimento de "batalha espiritual" tem a visão de que a depressão (tal como o alcoolismo e a imoralidade) geralmente se devem à opressão ou possessão demoníaca. O "tratamento", portanto, consiste em "libertar" o indivíduo desses demônios ou expulsá-los.

Devemos ressaltar a possibilidade de que enfermidades mentais possam ser, em raras ocasiões, causadas por possessão demoníaca. Contudo, como já ressaltamos, há evidências científicas substanciais que associam o sofrimento mental a causas físicas, fato confirmado pelo sucesso de medicações no alívio de alguns dos sintomas.

Só podemos esperar que as dogmáticas visões e práticas do movimento de batalha espiritual sejam finalmente varridas pelo aumento do conhecimento e da investigação médica, da mesma forma que os avanços na investigação e na educação do público varreram a opinião comum de que a epilepsia era causada por demônios.

- *Depressão é causada pelo pecado e, por isso, são necessários admoestação, arrependimento e confissão.*

Essa ideia está difundida na igreja evangélica, principalmente em razão dos escritos do movimento de aconselhamento noutético de

Jay Adams[11] e daqueles que o seguiram no moderno movimento de aconselhamento bíblico. Irei resumir o método de Adams e então destacar os pontos fortes e as fraquezas de seu raciocínio. Em seguida irei considerar se foi bem sucedida a tentativa, por parte do movimento moderno de aconselhamento bíblico, de refinar e melhorar a abordagem de Jay Adams.

O movimento de aconselhamento noutético

Como os Bloem, a abordagem de Jay Adams fundamenta-se em sua experiência pessoal com uma enfermidade mental — em seu caso, do modo como ele a encontrou em dois centros de tratamento em Illinois. Ele resumiu sua conclusão com base em sua experiência, como segue: "Afora aqueles que tiveram problemas orgânicos como dano cerebral, as pessoas que encontrei nas duas instituições em Illinois estavam ali por causa de *seu próprio fracasso em encarar os problemas da vida.* Para dizer de modo simples, estavam ali por causa do seu inalterado e não perdoado comportamento pecaminoso".[12]

Baseado nisso ele argumenta em outro lugar: "A esperança para pessoas deprimidas, ou não, reside aqui: a depressão é o resultado de se seguir o conselho do pecado".[13]

Se esse diagnóstico está correto, então esperaríamos que a prescrição lógica fosse "admoestação e arrependimento", ou aconselhar visando a convicção de pecado e conversão, e isso é exatamente o que encontramos nos escritos de Adams. Ele descreve seu método de aconselhamento como aconselhamento noutético. A palavra "*noutético*" vem do substantivo grego *nouthesia* e do verbo *noutheteō*, admoestar, corrigir ou instruir (Rm 15.14).

Seguindo logicamente a crença de Adams de que sentimentos maus são o resultado das ações más, o remédio noutético usual é: "Se você agir corretamente, você terá o sentimento correto". Se você fica depressivo por causa do comportamento pecaminoso, então você sente-se melhor por meio do comportamento correto.

---

11 Jay E. Adams (1929) é um autor cristão reformado americano que é grandemente conhecido por seu livro *Competent to Counsel*. Vide também *The Institute for Nouthetic Studies:* www.nouthetic.org.

12 Jay Adams, *Competent to Counsel* (Grand Rapids: Zondervan, 1970, XVI).

13 Jay Adams, *Competent to Counselor Manual* (Grand Rapids: Zondrvan,1973), 378.

Forças. Adams estava reagindo contra a visão humanista que explica certos hábitos pecaminosos, entre eles o alcoolismo, como sendo "doenças" ou que atribui o comportamento humano imoral à genética, tentando assim remover do indivíduo o sentimento de culpa ao encorajá-la a negar a responsabilidade pessoal por suas ações e simplesmente aceitar-se tal como é. A ênfase de Adams sobre a necessidade de se mostrar a responsabilidade pessoal nestas situações era necessária.

Ele também estava certo ao expor a exacerbada prescrição de medicamentos psiquiátricos e ao exigir que o aconselhamento realmente lide com o comportamento problemático e antibíblico, ao invés de simplesmente fazer as pessoas se sentirem melhor com seus pecados.

Além disso, embora tenha ido muito longe em dizer que a depressão é quase sempre espiritual, Adams demonstrou a necessidade de tratar as dimensões espirituais do sofrimento mental e emocional. Ao fazer isto, ele restaurou o papel central da Bíblia no aconselhamento e assegurou o espaço dos pastores e conselheiros cristãos nos tratamentos.

A abordagem de Adams é especialmente útil em situações em que o problema é a oscilação do humor diário e simplesmente o "sentir-se pra baixo". Há momentos em nossa vida quando, em resposta a situações pessoais difíceis, nos permitimos resolver em uma autopiedade sem esperança e escorregamos para culpar todo mundo por nossos problemas. Em tais situações o aconselhamento noutético é exatamente o que precisamos. Precisamos ser confrontados com a pecaminosidade das nossas reações e ser encorajados a continuar com as nossas obrigações e responsabilidades diárias.

Finalmente, embora discordemos dos argumentos de Adams de que a depressão é quase sempre causada pelo pecado, devemos aceitar que algumas vezes, mesmo em depressões não causadas por condutas pecaminosas (e.g., como resultado de um mal funcionamento da tireoide), as pessoas podem adotar atitudes e padrões de comportamento pecaminosos, os quais devem, com empatia, ser notados e corrigidos.

Fraquezas. Enquanto deve ser recomendado por dar um lugar importante à responsabilidade pessoal, Adams erra ao colocar toda a responsabilidade no paciente em depressão. A fraqueza fundamental da abordagem de Adams é que ele não consegue apreciar a significativa diferença de natureza entre mau humor ou curtas depressões de espírito — que algumas vezes são pecaminosas e precisam de arrependimento — e os muito mais profundos tipos de depressão, que têm causas muito mais complexas do que as escolhas pecaminosas dos indivíduos. Quando compara o "sentir-se pra baixo" com a depressão, Adams diz: "Este movimento para baixo (não depressivo) e para baixo e para fora (depressivo) ocorre sempre que alguém manipula sentimentos pecaminosos (incorrendo assim em culpa e mais sentimento de culpa), seguindo-os ao invés de assumir suas responsabilidades diante de Deus".[14]

Sempre colocar toda a culpa pela depressão no indivíduo é errado, danoso e perigoso, no sentido em que isto pode aumentar os sentimentos de culpa e de indignidade. Tais visões erradas têm circulado por longo tempo. Há quase 150 anos o deprimido Charles Spurgeon disse:

> Está tudo muito bem para aqueles que estão com saúde robusta e cheios de espírito para culparem aqueles cujas vidas são doentias ou cobertas com o pálido aspecto da melancolia, mas esta [doença] é tão real quanto uma ferida aberta, e muito mais difícil de suportar porque jaz tanto na região da alma que para os inexperientes parece ser um mero caso de fantasia e imaginação doentia. Leitor, nunca ridicularize o nervoso e o hipocondríaco, a dor deles é real; embora muito da [doença] esteja na imaginação [processo de pensamento], ela não é imaginária.[15]

Embora Adams destaque o comportamento pecaminoso (diferentemente de conselheiros seculares), ele tem sido criticado por não ir muito além do que é exterior. Seu remédio, "faça o que é correto e você terá o sentimento correto", falha em lidar com o coração

---

14 *What about Nouthetic Counseling* (Grand Rapids: Baker, 1977), 4n.7.

15 Charles Spurgeon, *The Treasure of David*, 3 vols. (Newark, Del.: Cornerstone, 1869), 2:132.

idólatra e também com os processos de pensamento incorretos que podem contribuir para a depressão, ou terem sido causados por ela (dez processos incorretos serão discutidos no próximo capítulo). Tais soluções comportamentais superficiais normalmente falham a longo termo.

Por um momento, contudo, vamos supor que o diagnóstico de Adams é correto em algumas situações. Imaginemos alguém que tem uma depressão profunda como resultado do manejo pecaminoso de seus sentimentos pessimistas ou suas reações pecaminosas aos acontecimentos difíceis da vida. Um efeito-cascata dessa espiral para baixo é que elementos químicos vitais do seu cérebro, tais como a serotonina, são agora escassos, e os circuitos do seu pensamento funcionam mal. Essa pessoa está no fundo do poço escuro da depressão. Ela nada pode fazer e dificilmente pode pensar. A última coisa que essa pessoa precisa é de um pregador dizendo que ela se arrependa e bradando na boca do poço: "Faça o bem e você se sentirá bem!" Ou, "arrependa-se de sua idolatria!". Ela precisa é de alguém que acenda a luz e jogue uma corda para baixo. Medicamentos podem fazer este papel. Eles podem restaurar os elementos químicos e os circuitos necessários para ajudar uma pessoa a pensar. E então, o arrependimento pode ter lugar. Faríamos o mesmo até por uma pessoa que acidentalmente atirou em si mesmo com uma arma. O levaríamos a um hospital e daríamos o tratamento médico necessário antes de tratar de qualquer descuido pecaminoso que possa ter causado o problema.

Como observamos acima, o movimento de aconselhamento noutético surgiu como resultado da frustração pelo modo como os médicos seculares e psiquiatras empurraram os pastores e conselheiros cristãos para fora de qualquer atuação no tratamento da enfermidade mental. Entretanto, na valorosa e louvável tentativa de assegurar um lugar muito necessário para os pastores e conselheiros cristãos nesse tratamento, o movimento de aconselhamento noutético tem ido para o extremo oposto ao tentar excluir os médicos e psiquiatras do processo. Em ambos os casos o enfermo é quem sai perdendo.

Entendo que nossas respostas em apoio a pessoas com problemas são frequentemente determinadas por nossas experiências anteriores. E pode ser que, como Jay Adams, tenhamos (e eu certamente tenho) a dolorosa experiência de tentar lidar com uma pessoa depressiva que não aceita a responsabilidade por seus próprios pecados. Contudo, creio que temos de lutar contra o desejo de querer tornar essa experiência em um ponto de partida padrão ao lidarmos com pessoas deprimidas. Esse pode ser nosso ponto final, mas não deve ser nosso ponto de partida.

Antes de encerrar essa breve seção sobre Jay Adams, gostaria de dizer que enquanto muitos têm criticado Adams como um sujeito cruel e insensível, aqueles que o conhecem descobrem que ele é um bondoso e amoroso cristão. Talvez o problema resida mais em como as pessoas têm colocado suas pressuposições em prática.

O moderno movimento de aconselhamento bíblico

Este movimento é mais bem representado pela equipe e ministério da CCEF (Christian Counseling and Education Foundation). A igreja cristã tem muitas razões para agradecer a Deus pelo trabalho maravilhoso feito no passado e presente pelos membros da CCEF. Pela graça de Deus, eles deram continuidade à pioneira reforma da prática de aconselhamento cristão empreendida por Jay Adams. Eles responderam a alguns dos críticos de Adams apresentando uma abordagem mais detalhada e simpática aos conselheiros cristãos com depressão e outros problemas mentais e emocionais. Os livros da CCEF têm sido uma bênção para mim, e faço largo uso de seus materiais fundamentais nos cursos de aconselhamento que ministro no Puritan Reformed Theological Seminary. Tenho pavor de pensar na bagunça que o aconselhamento cristão poderia ser hoje sem a corajosa e sábia liderança do movimento de aconselhamento bíblico.

A minha preocupação principal com o movimento noutético de aconselhamento é a suposição de que por trás de praticamente todo episódio de depressão há pecado pessoal. Lamentavelmente, o movimento moderno de aconselhamento bíblico ainda usa uma linguagem que dá apoio a essa conclusão. Eles admitem ter mudado o foco em suas pesquisas de aconselhamento sobre pecados, saindo do behaviorismo externo de Adams para questões mais bíblicas e espirituais de idolatria do coração. Contudo, em muitos casos, a busca por pecados permanece a posição inicial padrão; o problema é o pecado, a cura é o arrependimento. O livro *Blame It on the Brain?*, de Edward Welch, é consideravelmente mais sensível e criterioso.

Dado o contexto histórico da ênfase do movimento de aconselhamento noutético, podemos esperar que os líderes do moderno movimento de aconselhamento bíblico se esforcem para usar uma linguagem sem ambiguidade e consistentemente clara ao falar e escrever sobre as causas e curas da depressão. Em várias ocasiões, eles admitem que a depressão nem sempre é causada pelo pecado, e até mesmo permitem medicação em certos casos. Contudo, com muita frequência, a linguagem ainda usada conduz muitos leitores ou ouvintes a pensar que toda depressão é causada por pecados pessoais, que os medicamentos sempre são uma resposta pecaminosa à depressão (tratando apenas dos sintomas superficiais), e que o arrependimento da idolatria do coração é sempre a cura.[16]

Nunca adotaríamos essa visão (causa pecaminosa/solução espiritual) ao aconselhar pessoas com câncer, derrame, fratura exposta, diabetes, ou Alzheimer. Como cristãos reformados, nossa postura padrão é que esses problemas físicos são provavelmente resultado da vida como criaturas caídas em um mundo caído. Por que nossa postura padrão com relação a problemas cerebrais tem de ser diferente? Estamos dizendo que o cérebro, o mais complexo órgão em nosso corpo, de alguma maneira não sofreu os efeitos da queda? Minha pele é afetada pela psoríase, meus olhos pela miopia, meu nariz pela renite, minhas articulações, por vezes, pela artrite, meu intestino já me fez passar por duas cirurgias, nas minhas pernas há varizes, meu corpo está coberto de manchas perigosas (duas das quais foram eliminadas), mas estou realmente muito saudável! Não acredito que qualquer dessas moléstias é resultado de pecado pessoal, mas simplesmente que são consequência da vida como criaturas caídas em um mundo caído ou herança genética da minha

---

16 É potencialmente enganoso associar explicações químicas ou hormonais da depressão com causas pecaminosas. Vide Dadid Powlison, *Seeing with New Eyes* (philipsburg, N.J.: P&R, 2003), p. 125-126, 129-130. É também potencialmente prejudicial quando, sem cuidadosa análise, associa-se sempre a medicação para a depressão a algo pecaminoso (p. 76-77, 129-30); também David Powlison, *Speaking Truth in Love*, (Glenside, Pa.: Vantage Point, 2005), p. 41, 112-113, 154.

mãe e do meu pai que tiveram problemas de saúde similares. Por que então devemos sempre chegar à conclusão de que desordens no cérebro são o resultado de pecado pessoal? Como os autores de *I'm Not Supposed to Feel Like This* explicam: "Ser cristãos não nos livra da possibilidade de experimentar ansiedade ou depressão; muitos cristãos têm passado por graves enfermidades depressivas. É em certo sentido verdade que ser cristão não nos livra de adoecer ou ser vítima de crime ou assalto".[17]

Estou dizendo que a enfermidade mental nunca é causada por pecados pessoais? Não, de jeito nenhum! Assim como problemas do coração podem ser causados pelo abuso do cigarro e do álcool, assim como o diabetes pode ser causado pela glutonaria, assim como uma fratura exposta pode ser causado por se levar o corpo para além dos limites postos por Deus, assim também uma enfermidade mental pode ser causada pelo pecado pessoal. Contudo, nossa postura ao compreender como o cérebro pode experimentar problemas não deve ser diferente da compreensão dos outros problemas físicos.

• *A depressão pode ser algumas vezes causada pelo pecado.* Quando um cristão entra em depressão, a primeira conclusão a que geralmente chega é que a causa dela é espiritual e que seu relacionamento com Deus ou a sua miséria espiritual é a culpa de tudo. Este sentimento de excessiva autocrítica normalmente é um dos frutos da depressão e o que geralmente faz com que muitos cristãos deprimidos sintam que seu relacionamento com Deus está todo errado e que têm toda a culpa. É importante que o cristão em tais situações duvide, questione e até mesmo desafie a exatidão dos seus sentimentos e veja como eles raramente refletem os fatos.

Tendo dito isso, contudo, é importante reconhecer a possibilidade ocasional de uma causa espiritual. Os salmos de lamento descrevem os sentimentos de depressão do salmista, os quais normalmente não eram causados por suas próprias faltas. Contudo, temos os salmos 32 e 51 que relacionam claramente os sintomas físicos e traumáticos da depressão com os pecados de Davi — pecados de assassinato e adultério.

---

17 Chris Williams, Paul Richards, Ingrid Whitton (Londres: Hodder & Stoughton, 2002), p. 33.

Em um capítulo posterior irei analisar como decidir se a depressão tem causas espirituais ou simplesmente consequências espirituais. Entretanto, concordo com a postura geral tomada pelos autores de *I'm not supposed to feel like this* de que, em geral, devemos reassegurar aos cristãos que sofrem de depressão que seu relacionamento espiritual e seus sentimentos não são a causa da sua depressão, mas a consequência dela. Ou seja, devemos assumir em relação à depressão a mesma postura padrão adotada para a miopia, o diabetes, as doenças cardíacas, ou uma perna quebrada. Devemos admitir que a depressão é resultado de vivermos como criaturas caídas em um mundo caído ao invés de assumir que o próprio sujeito causou seu sofrimento por meio de seu pecado pessoal. Se estivermos errados, no decurso do aconselhamento iremos rapidamente descobrir isto e sabiamente adotar uma abordagem diferente.

Toda depressão é mental

"É tudo da sua mente". Isso pode significar duas coisas muito diferentes. Algumas pessoas que usam essa expressão podem estar corretamente identificando a sede da depressão — os equilíbrios químicos no cérebro. Contudo, a maioria, está incorretamente alegando que a depressão é uma ficção, uma ilusão, algo inventado. Normalmente nesta visão está implícita, e algumas vezes explícita, a ideia de que a pessoa deprimida é alguém com uma mente fraca e frágil.

Charles Spurgeon, que sofreu de frequente e profunda depressão e ansiedade, e que dificilmente pode ser acusado de fraqueza mental, desmentiu esta fraude na citação que vimos previamente: "Leitor, nunca ridicularize o nervoso e o hipocondríaco, a dor deles é real; embora muito da [doença] esteja na imaginação, ela não é imaginária".[18]

A depressão aflige o forte e o fraco, o sábio e o simples, aqueles com um temperamento alegre e os de temperamento melancólico. Nunca a cautela foi tão necessária. "*Aquele, pois, que pensa estar em pé veja que não caia*" (1Co 10.12).

---

18 Charles Spurgeon, *The Treasure of David*, (*O Tesouro de Davi*), 3 vols. (Newark, Del.: Cornerstone, 1869), 2.132.

Precisamos reconhecer a excessiva e extraordinária complexidade da depressão e resistir à tentação de propor e aceitar análises e soluções simples. Da mesma forma como dois corações não são identicamente doentes, e exatamente como dois cânceres não são os mesmos, duas depressões não são as mesmas em suas causas, sintomas, profundidade, duração e cura. Por isso, devemos evitar fazer da nossa própria experiência uma norma para outros.

O corpo, a alma e os pensamentos e sentimentos são entidades extremamente complexas. E a inter-relação entre físico, o espiritual, o mental e o emocional é mais complexa ainda. Desenredar a sequência do que ficou errado no cérebro, alma ou pensamentos de uma pessoa depressiva é uma tarefa humanamente impossível. Análises das contribuições mental, física e espiritual para a situação é igualmente difícil. Dr. Martyn Lloyd-Jones escreveu o seguinte: "Os crentes não entendem como os reinos físico, psicológico, e espiritual se inter-relacionam porque Satanás confunde os limites. Muitos dos nossos problemas são causados porque pensamos que um problema é espiritual quando ele é físico, ou pensamos que é físico quando é, na verdade, emocional ou espiritual".[19]

Os Puritanos foram incomparáveis especialistas no cuidado da alma. Mas mesmo eles estavam bem conscientes da possibilidade da depressão ser causada por um mau-funcionamento do cérebro. William Perkins gastava horas aconselhando pessoas toda semana e distinguindo entre melancolia com uma causa física que exigia tratamento médico, e a convicção de pecado, que tinha uma causa espiritual e exigia o sangue de Cristo: "A tristeza advinda da melancolia nasce apenas [da enfermidade] do humor irritando o corpo; mas essa outra tristeza nasce dos pecados dos homens, dos quais sua consciência os acusa. A melancolia pode ser curada por um fisiologista [medicina]; a outra tristeza não pode ser curada por coisa alguma senão o sangue de Cristo".[20]

Jonathan Edwards, que havia visto a depressão na família de sua mãe, apreciou a perspicácia e o discernimento de Perkins:

---

19 *The Christian Warfare* (Grand Rapids: Baker, 1976), p. 206-208. Vide todo o capítulo 15 , "Physical, Psychological, Spiritual".

20 *William Perkins 1558-1602: English Puritanism. His Pioneer Works on Casuistry: "A Discourse of Conscience" and "The Whole Treatise of Cases of Conscience"*, org. Thomas C. Merrill (Nieuwkoop: B. De Graaf, 1966), p. 39-40.

> O famoso Willian Perkins distingue entre a tristeza advinda da convicção da consciência, e as paixões melancólicas que decorrem da mera imaginação, fortemente concebidas no cérebro; as quais, diz ele, "geralmente surgem de forma repentina, como uma relâmpago numa casa".[21]

Edwards também associa a enfermidade física do cérebro com o sofrimento mental e a depressão em sua *Treatise on Religious Affections.*[22]

Tudo isto nos faz lembrar de que a prescrição de uma solução é um assunto que toma muito tempo, e às vezes implica em tentativas e erros. Não há soluções rápidas e fixas. Para os cristãos deve haver um equilíbrio entre remédios para o cérebro, conselho para a mente, e encorajamento espiritual para a alma. A recuperação geralmente exigirá a perseverança do paciente por um período de muitos meses, até mesmo anos.

Portanto, é necessário muito cuidado para se chegar à uma conclusão sobre nossa própria condição ou a de outros. É importante relembrar os dois princípios que governam nosso entendimento sobre a depressão: evitar os extremos e buscar o equilíbrio.

---

21 *Works of Jonathan Edwards [WJE]. Volume 2, A Treatise Concerning Religious Affections*, ed. John E. Smith (New Haven: Yale University Press, 1959), p. 157 (acessado em 10 de dezembro de 2009).

22 WJE, 2:216; 2:290.

CAPÍTULO III

A Condição

Começamos este estudo com oito razões *por que* devemos estudar a depressão e com dois princípios que orientam *como* devemos estudá-la. Também examinamos três posições extremas que alguns tomam a respeito das causas da depressão: *toda física*, *toda espiritual* ou *toda mental* (ou psicológica). Concluímos que era vital resistir aos extremos e, em lugar disso, reconhecer serem as causas da depressão complexas e variadas. A importância deste ponto foi destacada pelo Dr. Martyn Lloyd-Jones:

> "Muitos cristãos, de fato, estão em total ignorância no que diz respeito a esta região onde as linhas divisórias entre o físico, o psicológico e o espiritual se encontram. Frequentemente tenho percebido que tais líderes [de igrejas] têm tratado aqueles cuja perturbação era, obviamente, principalmente física ou psicológica, de um modo puramente espiritual; e se você faz assim, você não somente não ajuda, mas agrava o problema.[23]

Tendo posto esta base, podemos agora considerar a pergunta: O que é depressão? Há duas razões porque deveríamos estar preocupados em conseguir uma resposta correta a esta pergunta. A primeira é *física* e a segunda é *espiritual.*

---

23 *The Christian Warfare* (Grand Rapids: Baker, 1976), p. 206-208.

A razão física é que somente conhecendo os sintomas posso saber se eu mesmo ou outros estão sofrendo de depressão e, então, buscar a ajuda adequada. Muitas pessoas sofrem, sem saber, com vários graus de depressão, porque não reconhecem os sintomas e assim vão-se anos afora sem conseguir aquela ajuda que estaria prontamente disponível e que transformaria suas vidas.

A razão espiritual, e a que mais me preocupa, é que muitos que apresentam os sintomas da depressão, sem identificá-los como tais, argumentam que, "se tenho estes pensamentos e sentimentos, eu não posso ser um cristão!". Meu objetivo neste capítulo não é apenas esboçar os sintomas da depressão, mas mostrar também, nas Escrituras, que tais sintomas não são apenas compatíveis com um cristão, mas são também comumente encontrados em alguns dos mais eminentes personagens da Bíblia.

Responderemos a pergunta "o que é depressão?" olhando para como ela se relaciona e reflete em cinco áreas de nossa vida: nossa *situação de vida*, nossos *pensamentos*, nossos *sentimentos*, nosso *corpo* e nosso *comportamento*. Antes disto, contudo, devemos estabelecer três pontos.

Primeiro, estas cinco áreas estão todas ligadas, conectadas e inter-relacionadas. Não podemos separar nossos sentimentos do nosso comportamento, etc. O que pensamos afeta nossos sentimentos. O que pensamos e sentimos afeta nossa saúde física. Nossos pensamentos, sentimentos e saúde física afetam o que nós fazemos.

Em segundo lugar, a sequência em que tratamos estas áreas não é necessariamente a ordem cronológica na qual os sintomas da depressão sempre se manifestam.

Em terceiro lugar, focalizaremos a maior parte da nossa atenção na segunda área, nossos *pensamentos*, uma vez que falsos padrões de pensamentos são com frequência o que mais contribui para a depressão, e também porque esta é uma área onde, com a graça de Deus, nós podemos mais nos ajudar.

Situações da vida

A vida neste mundo é cheia de altos e baixos. Nosso estado pode mudar muito rapidamente de sereno e feliz para áspero e perturbado. É importante reconhecer como mudanças de estado (isto é, aflição, perda de emprego, dificuldades de família, problemas de relacionamento) podem danificar seriamente nossa saúde mental e emocional. Uma pessoa pode sentir-se muito "pra baixo" e, no entanto, nunca associar esta situação aos acontecimentos da vida. Por isso, um dos primeiros passos para tratar a depressão é gastar tempo examinando a nossa vida e, com a ajuda de Deus, investigar a relação entre nossos atuais pensamentos e sentimentos depressivos com os acontecimentos de nossa vida.

Esse pode ser um processo doloroso de autodescoberta. Embora sejamos criaturas fracas e débeis, gostamos de pensar que podemos enfrentar tudo que a vida lança contra nós. Ficamos, por isso, relutantes em ligar nossas ansiedades ou pensamentos depressivos às situações da vida, porque tal ligação expõe nossa fraqueza e debilidade. Como resultado, frequentemente há uma busca desesperada por uma causa puramente física (por exemplo, um vírus) por trás da nossa falta de bem-estar, porque isso nos capacita a continuar nos enxergando como pessoas "mentalmente fortes".

Isso não é negar que geralmente há, num grau ou noutro, fatores físicos envolvidos na causa da depressão (veja capítulo anterior). Realmente, em algumas pessoas há indubitavelmente uma tendência genética herdada para depressão. Entretanto, há quase sempre, em certo grau, um estopim situacional envolvido. Só porque enfrentamos grandes estresses em algum tempo de nossas vidas, isso não nos garante que enfrentaremos de forma menos estressante outras situações. Envelhecemos e nossos hormônios e a química do nosso cérebro mudam, e nossas responsabilidades aumentam à medida que o casamento e os filhos chegam. Algumas vezes a reação adversa a acontecimentos da vida pode ser sufocada, até mesmo por alguns anos.

Consequentemente, precisamos de uma visão objetiva da nossa vida. Há pessoas, como um médico, um conselheiro, ou um pastor, que podem nos ajudar a olhar mais objetivamente para a nossa vida. Muitas vezes, quando somos ajudados a rever nossa vida, começamos a perceber os efeitos reais e significativos que nossos problemas ou dificuldades tiveram sobre nós e até onde podem ter contribuído para nossa depressão ou ansiedade. O puritano Richard Baxter disse algo similar sobre a necessidade de buscar conselhos:

Considero que não deva ser difícil, nos momentos de perturbação e confusão de pensamentos, perceber que seu entendimento não se encontra tão sadio e forte como o dos demais homens; portanto, não seja obstinado e enfatuado, achando estar mais certo do que os outros, mas confie em homens sábios, e se deixe guiar por eles.[24]

Pensamentos

Talvez os sintomas mais óbvios da depressão sejam os pensamentos inúteis que tendem a distorcer a visão da realidade de uma pessoa deprimida fazendo-a enxergar de modo falho e negativo, aumentando assim a depressão ou ansiedade. Como os escritores de *Mind over Mood* explicam: "Nossa *percepção* de um acontecimento ou experiência afeta poderosamente nossa resposta emocional, comportamental, e psicológica a ele". Ou, como a Bíblia explica: "Porque, como [um homem] imagina em sua alma, assim ele é" (Pv 23.7).

Embora não possamos mudar as circunstâncias pelas quais temos passado, ou estejamos passando, podemos mudar o modo de pensar sobre elas de forma a termos uma visão mais acurada e positiva da nossa vida e, assim, elevar o nosso espírito.

Focalizaremos dez falsos padrões de pensamento que refletem e também contribuem para os sintomas da depressão. Resumiremos cada hábito de pensamento e olharemos sempre para três exemplos: da *vida normal*, da nossa *vida espiritual* e da *Bíblia*. Os exemplos bíblicos não são necessariamente de pessoas deprimidas, mas do falso pensamento frequentemente presente na depressão.

É importante ver como nossos padrões de pensamento depressivos afetam nossa vida comum; e o mais importante é ver como isso entra na nossa vida espiritual. É quase sempre essa a ordem na qual nossos pensamentos são transferidos — o pensar falso na vida normal é consequentemente transferido para dentro da nossa vida espiritual.[25]

---

24 "The Cure of Melancholy and Overmuch Sorrow", in *The Practical Works of Rev. Richard Baxter*, 4 vols. (Londres: George Virtue, 1838), 4:932.

25 Muitos desses padrões de pensamento podem ser identificados em muitos livros que tratam da depressão. Os livros que considero mais úteis sobre o assunto são *I'm Not Supposed to Feel Like This* (Londres: Hodder & Stoughton, 2002) e *Feeling Good* (Nova York: Avon Books, 1999).

Falsos extremos

Essa é a tendência de avaliar nossas qualidades por extremos, a categoria preto-ou-branco, na qual os tons cinzas não existem. Isto é algumas vezes chamado de pensamento "tudo-ou-nada".

Exemplo da vida: Você comete um erro ao cozinhar uma refeição e conclui que você é um desastre total.

Exemplo espiritual: você tem um pensamento pecaminoso na oração e conclui que você é um apóstata.

Exemplo bíblico: A despeito da maior parte da sua vida ser caracterizada pela prosperidade e bênção de Deus, Jó, quando atravessou um tempo de sofrimento, decidiu que devia ser um inimigo de Deus (Jó 13:24; 33:10).

Falsa generalização

Isso acontece quando, depois de experimentar um acontecimento desagradável, concluímos que a mesma coisa nos acontecerá vez após vez.

Exemplo da vida: Se os sentimentos de um jovem por uma determinada mulher são recusados, ele conclui que isso lhe acontecerá sempre e que jamais se casará.

Exemplo espiritual: Quando tenta testemunhar para alguém e é levado ao ridículo, você conclui que isso sempre lhe acontecerá e que você jamais ganhará uma alma para Cristo.

Exemplo bíblico: Num momento de abatimento na sua própria vida, Jacó deduziu que, porque José estava morto e Simeão estava cativo no Egito, Benjamim também seria tirado dele. "Todas estas coisas me sobrevêm" (Gn. 42:36), generalizou.

Falso filtro

Quando estamos depressivos tendemos a escolher aquele detalhe negativo em qualquer situação para nos determos exclusivamente nele. Filtramos qualquer coisa positiva e, assim, decidimos que tudo é negativo.

Exemplo da vida: você consegue acertar 90% em uma prova, mas só consegue pensar nos 10% que errou.

Exemplo espiritual: Você ouviu algo em um sermão que não gostou ou com o qual não concordou e foi pra casa pensando e falando apenas sobre aquela parte do culto.
Exemplo bíblico: A despeito de ter visto a poderosa e miraculosa intervenção de Deus no Monte Carmelo, Elias filtrou tudo que era positivo e focou apenas na contínua oposição de Acabe e Jezabel (1Rs 19.10).

Falsa transformação

Outro aspecto da depressão é que transformamos experiências neutras ou positivas em experiências negativas. O depressivo não ignora experiências positivas; antes, desqualifica ou transforma em algo negativo.

Exemplo da vida: Se alguém o cumprimenta você conclui que ele está somente sendo hipócrita ou que está tentando conseguir algo de você.
Exemplo espiritual: Quando recebe uma bênção de um versículo bíblico ou de um sermão, você decide que isso é apenas o diabo tentando enganá-lo.
Exemplo bíblico: Jonas viu muitos ninivitas arrependerem-se em resposta à sua pregação. Mas, ao invés de regozijar-se nesta experiência positiva, seu humor caiu tão baixo que, enraivecido, pediu a Deus para tirar sua vida (Jn 4.3-4).

Falsa leitura mental

Podemos pensar que sabemos o que outros pensam a nosso respeito, que nos odeiam ou nos julgam estúpidos. Mas tais conclusões negativas geralmente não partem de dados reais.

Exemplo da vida: um amigo pode passar por você e não parar para cumprimentá-lo, mas o que você não sabe é que ele está atrasado para uma reunião. Porém, você conclui que ele não gosta mais de você.
Exemplo espiritual: Alguém que costumava conversar com você na igreja, agora passa por você e quase não fala; logo, você conclui que tal pessoa não confia mais em você. Porém, você não sabe que o casamento dela passa por sérios problemas e que o casal está numa situação muito delicada para arriscar-se a falar com alguém.

Exemplo bíblico: O Salmista um dia concluiu que todos os homens eram mentirosos, um julgamento que, sob reflexão, ele admitiu ser muito apressado (Sl 116.11).

Falsa adivinhação

Isso ocorre quando sentimos tão fortemente que as coisas se tornarão más para nós que os nossos sentimentos, baseados em supostos pressentimentos, tornam-se como um fato já estabelecido. Esperemos uma catástrofe, e essa expectativa mesma produz desesperança e desamparo.

Exemplo da vida: Você está certo de que será sempre um deprimido e que jamais estará bem novamente. Isso a despeito da evidência de que quase todos normalmente se recuperam.
Exemplo espiritual: Você está convencido de que nunca será capaz de orar em público. Novamente, isso a despeito da evidência de que, embora difícil no princípio, com a prática quase todos conseguem.
Exemplo bíblico: Antecipando a oposição que Jesus enfrentaria em Betânia, Tomé erradamente predisse não apenas sua própria morte ali, mas também a do Senhor e dos outros discípulos (Jo 11.16).

Falsas lentes

É quando vemos nossos medos, erros e enganos através de uma lente de aumento e assim deduzimos consequências catastróficas. Então, todas as coisas estão fora de proporção.

Exemplo da vida: Quando comete um engano no trabalho, você conclui: "Vou ser demitido!".
Exemplo espiritual: Você se foca sobre os seus pecados do passado distante de maneira que carrega contínuo sentimento de culpa, autocondenação e medo da punição.
Exemplo bíblico: Quando Pedro pecaminosamente negou o Senhor, ele não apenas chorou amargamente, mas decidiu que, como o seu erro foi tão espiritualmente catastrófico, não havia alternativa a não ser esquecer a pregação sobre Cristo e voltar à vida de pescador (Jo 21.3).

Falsos raciocínios baseados em sentimentos

Na depressão nós tendemos a tomar nossas emoções como evidências para a verdade. Deixamos os nossos sentimentos determinarem os fatos.

Exemplo da vida: Você se sente inútil, logo, conclui que é um inútil.
Exemplo espiritual: Você se sente não perdoado, por isso conclui que não está perdoado. Você se sente excluído de Deus e assim conclui que está excluído de Deus.
Exemplo bíblico: Em um dos seus momentos baixos, Davi sentiu-se assim e concluiu precipitadamente que estava excluído de Deus. "Eu disse na minha pressa: estou excluído da tua presença" (Sl 31.22).

Falsos "poderia ter sido"

Nossa vida pode ser dominada pelo "poderia ter sido" ou "deveria ter sido" aplicados a nós próprios ou aos outros. Isso acumula pressão sobre nós e sobre os outros para alcançar padrões inatingíveis e causa frustração e ressentimento quando há falhas.

Exemplo da vida: A mãe atarefada que tenta manter a casa arrumada e organizada como quando não havia crianças está colocando-se sob pressão indevida para alcançar padrões inatingíveis.
Exemplo espiritual: A mulher cristã conscienciosa que sente que, a despeito de ser responsável pelas refeições e educação de filhos, pensa que deveria também estar em toda reunião de oração, todo culto de adoração, e todo estudo bíblico, além de servir em vários comitês da igreja, preparar refeições para os necessitados, ler bons livros, e sempre estar perto de Deus.
Exemplo bíblico: Marta sentiu profunda frustração porque Maria não estava cumprindo o que ela achava ser suas obrigações e queixou-se amargamente sobre isso (Lc 10.40-42).

Falsa responsabilidade

Assim é quando assumimos a responsabilidade e a culpa por um resultado negativo, mesmo quando não há qualquer base para isto.

Exemplo da vida: Quando seu filho não consegue as melhores notas na escola você conclui que é uma mãe horrível. A razão pode ser outra; ele pode ter uma professora fraca ou ele mesmo não ser um aluno genial.

Exemplo espiritual: Quando seu filho volta-se contra o Senhor e dá as costas à igreja, você supõe que, a despeito de tudo que você humanamente fez para trazê-lo ao Senhor, a culpa é toda sua.

Exemplo bíblico: Moisés sentiu-se tão responsável pelas reações negativas de Israel à providência de Deus que ficou desanimado a ponto de pedir a morte (Nm 11.14-15).

Pontos importantes para fixar

1. Falsos pensamentos também ocorrem aos cristãos.
2. Falsos pensamentos terão um efeito danoso sobre os nossos sentimentos, nosso corpo, nosso comportamento e nossa alma; geralmente nessa ordem.
3. Um dos primeiros passos para melhorar é reconhecer estes falsos pensamentos, que não refletem a realidade.
4. Embora possamos fazer pouco, se é que o possamos fazer, para mudar a situação em que nos encontramos na vida, podemos mudar nosso falso modo de pensar sobre essa situação.

Sentimentos

Obviamente, padrões inúteis de pensamento levam o indivíduo a emoções e sentimentos inúteis. Se você está sempre pensando sobre problemas e de forma negativa, ou imagina que o futuro é sem esperanças, ou pensa que todos o odeiam, etc., então você vai se sentir "pra baixo" muito rapidamente. Seus sentimentos sobre a vida normal e sua vida espiritual vão refletir o que você pensa em cada área (Pv 23.7).

Aqui, olharemos brevemente alguns dos sintomas emocionais da depressão. E, como fizemos com a área dos nossos pensamentos, vamos examinar honestamente os nossos sentimentos a fim de considerar se as nossas emoções estão relacionadas com uma tendência depressiva ou doentia. Como fizemos na área dos pensamentos, nesta área dos sentimentos destacaremos exemplos bíblicos de crentes verdadeiros que também experimentaram tais emoções, a fim de mostrar que tais sentimentos são compatíveis com um crente verdadeiro.

Você sente uma tristeza opressiva?

Todo mundo se sente triste de tempos em tempos, mas a tristeza relacionada à depressão é longa e constante. Frequentemente resulta em choro e infindável soluçar. Talvez nada mais lhe traga prazer, mesmo aquilo que você mais gostava. Talvez tudo em que você consiga pensar são nos pecados e erros que cometeu.

Exemplos bíblicos: Jó (Jó 3.20; 6.2-3; 16.6, 16), Davi (Sl 42.3, 7).

Você se sente zangado com Deus ou com os outros?

Uma característica comum da depressão, especialmente nos homens, é uma profunda e irracional irritabilidade e cólera.

Exemplo bíblico: Jonas (Jn 4:4, 9), Moisés (Nm 20.10-11).

Você sente que sua vida é inútil?

Pode ser que, a despeito de sua vida ser altamente valorizada pelos outros e, a despeito de você ser útil aos outros e ao Senhor, por causa da sua visão distorcida a respeito de si mesmo, você sente que sua vida é inútil. Realmente, você pode sentir que sua vida é um fardo e uma influência maléfica para outros.

Exemplos bíblicos: Jó (Jó 3:3-26), Jeremias (Jr 20.14-18).

Você sente extrema ansiedade ou pânico?

Os autores de *I'm Not Supposed to Feel Like This* explicam o que acontece quando uma pessoa está sobremodo ansiosa: "Na ansiedade, a pessoa frequentemente *superestima* a ameaça ou o perigo que está enfrentando e, ao mesmo tempo, normalmente *subestima* sua própria capacidade de lidar com o problema".[26]

---

26 Chris Williams, Paul Richards & Ingrid Whitton (Londres: Hodder & Stoughton, 2002),p. 31.

Exemplos bíblicos: Davi (I Sm. 21:12), os discípulos (Mt. 8:25)

Você sente que Deus o odeia e está longe de você?

Embora para um observador externo, o seu passado e o seu presente possam estar repletos de exemplos do favor de Deus, você sente que Deus ou tornou-se seu inimigo ou então desistiu de você. Você se sente como se estivesse em escuridão espiritual. A Bíblia é um livro "morto" para você, e orar é quase impossível.

Exemplos bíblicos: Jó (6.4; 13.24; 16.11; 19.11; 30.19-23, 26); Jeremias (Lm 3.1-3).

Você se sente suicida ou anseia por morrer?

Estes sentimentos profundamente depressivos são revelados claramente para nós por Charles Spurgeon, ao comentar sobre a experiência de Hemã no Salmo 88:

> Ele sentia como se devesse morrer. Na verdade sentia-se já meio morto. Toda a sua vida se esvaia, sua vida espiritual declinou, sua vida mental decaiu, sua vida corporal vacilava; ele estava mais próximo de ser um morto do que de ser um vivo. Alguns de nós podem passar por esta experiência, pois muitas vezes temos atravessado este vale da sombra da morte e habitado nele por meses sem interrupção. Realmente, morrer e estar com Cristo será um deleite de um dia de pompa comparado à nossa miséria quando uma morte pior do que a morte física lança sua terrível sombra sobre nós. A morte seria um alívio para aqueles cujo espírito depressivo fazem de sua existência uma morte viva. Aos homens bons é-lhes permitido sofrer assim? Em verdade, sim; e alguns deles são até mesmo submetidos ao cativeiro durante toda a sua vida... É um caso triste quando nossa única esperança está na direção da morte, nossa única liberdade de espírito está misturada com os análogos horrores da corrupção... Hemã sente como se estivessem esquecido completamente dele, como são esquecidos aqueles cujas carcaças são deixadas para apodrecer no campo de batalha. Como quando um soldado ferido mortalmente sangra sem cuidados em meio dos montões dos chacinados e permanece para o seu último suspiro sem que lhe tenham

piedade e sem socorro, assim Hemã exprime a dor mais solitária de sua alma, sentindo como se até mesmo o próprio Deus o tivesse esquecido. Quão profundamente algumas vezes afundam os espíritos de homens bravos e bons. Sob a influência de certas desordens, tudo terá um aspecto sombrio e o coração mergulhará no mais profundo abismo de miséria".[27]

Exemplos bíblicos: Jó (Jó 20-22; 6.9; 7.15-16), Moisés (Nm 11.14), Elias (1Rs 19.4).

Sintomas corporais

A Bíblia nos confirma o elo entre os pensamentos ou emoções distorcidos e muitas das nossas indisposições corporais: "O coração alegre é bom remédio, mas o espírito abatido faz secar os ossos" (Pv 17.22). A cada dia os médicos se deparam com pacientes reclamando de vários sintomas físicos cuja raiz do problema são seus sentimentos e pensamentos depressivos.

Esses sintomas corporais incluem padrões anormais de sono (Jó 7.4, 13-15), fadiga e perda de energia (Sl 6.6; 69.3), oscilação de peso (Jó 17.7; 19.20), problemas digestivos (Lm 3.5), perda de apetite (Sl 102.4; 42.3), dor em várias partes do corpo (Sl 32.3-4; 31.10; 38.3), sentimentos extremos e sufocante desalento (Sl 9.13; 42.7; 69.1-2). No Salmo 32.3-4 o salmista descreve as consequências corporais da verdadeira culpa, mas elas podem ser também o resultado de falsa culpa.

Comportamento e atividade

Como poderíamos esperar, o impacto da depressão em nossos pensamentos, sentimentos e corpo terá inevitavelmente efeito em nosso comportamento e nossas atividades. Isso é visto geralmente de dois modos. Primeiro, podemos parar de fazer as coisas que nos alegravam, nas quais éramos bons, ou que nos faziam bem. Isso pode envolver não ir mais à igreja ou desprezar o companheirismo, não entrar em contato com a família e os amigos, ou cessar os passatempos prediletos e outros interesses benéficos de lazer. Segundo, podemos começar a fazer coisas que nos levam a nos sentir

---

27 "Psalm 88" in *Treasure of David*, 6 vols. (Grand Rapids: Zondervan, 1950), 4:3.

cada vez pior, como ficar dentro de casa, usar bebidas alcoólicas ou nos afastar das pessoas que nos são caras.

Sumário

1. Avalie as cinco áreas da sua vida como esboçadas acima, talvez com a ajuda de um pastor, médico, ou conselheiro, e tente fazer um julgamento honesto sobre você mesmo. Lembre-se de que todo falso padrão de pensamento terá um efeito adverso sobre os seus sentimentos, sua saúde física e atividades.
2. Tente permanecer aberto à possibilidade que os sintomas físicos podem estar relacionados aos pensamentos e sentimentos depressivos.
3. Procure conselho médico a respeito da conveniência da prescrição de antidepressivos.
4. Focalize particularmente a área dos seus pensamentos e tente, com a ajuda de Deus, reverter falsos padrões de pensamento e recobrar e manter uma visão verdadeira de Deus, de você mesmo e dos outros.
5. Ore por você e pelos outros. Diga ao Senhor exatamente como você se sente. Nem Jó, Davi, Elias ou Jeremias esconderam seus pensamentos de Deus.
6. Busque a compaixão de Cristo. As palavras usadas Marcos 14:13 e Mateus 26:27 para descrever o sofrimento mental que ele experimentou podem ser traduzidas como "rodeado de tristeza" ou "profundamente deprimido". Charles Spurgeon escreveu:

> "Quando nosso Senhor suportou dentro de sua própria pessoa a terrível maldição que era devida ao pecado, ficou tão desanimado como um prisioneiro dentro de uma masmorra profunda, escura, apavorante, cercado daquelas horríveis trevas, ouvindo um ruído como de torrentes que se precipitam, enquanto sobre sua cabeça ressoam os passos dos perseguidores furiosos. O nosso Senhor em sua angústia estava como um prisioneiro na masmorra, esquecido

por toda a humanidade, enclausurado em meio ao horror, escuridão e desolação".[28]

7. Acredite, a depressão é parte de "todas as coisas" que trabalham conjuntamente para o seu bem (Rm 8.28). John Lockley escreve:

Se Deus tivesse dito: "vá e pregue...", você teria ido. Se ele tivesse dito: "quero que você seja um missionário", você teria ido (possivelmente de modo relutante, dependendo de suas próprias esperanças e desejos!). Mas porque ele disse: "Sente aqui e fique depressivo por um pouco, isso o ensinará algumas lições importantes", você não sente que esse é o chamado de Deus por você, não é? Você se lembra de Naamã que queria ser curado da sua lepra? (Veja 2Rs 5). Se lhe tivesse sido requerido fazer algo glorioso ele teria ficado feliz. Mas, porque lhe foi solicitado apenas banhar-se no escuro e velho Jordão, ele não ficou tão entusiasmado — no entanto, este foi o plano de Deus para ele e foi o que o curou. Deus tem planos para nós melhores do que os nossos — infelizmente, como não podemos ver o futuro, não avaliamos exatamente *por que* os planos de Deus são melhores. Com o conhecimento posterior as coisas ficam mais fáceis!

Muito embora possa parecer-lhe estranho, *Deus quer que você passe por esta depressão* — assim, olhe para ela positivamente, não negativamente. O que ele deseja que você aprenda com ela? O que você pode ganhar passando por ela? Quando você começa a pensar desta forma, seus sentimentos de culpa começam a desaparecer. Você pode começar a entender que isso que está acontecendo é parte do plano de Deus para você — e *assim sua depressão não é uma punição de Deus*. Você está realmente onde Deus quer que você esteja, mesmo que seja emocionalmente doloroso. Dizendo de outra maneira, se é o desejo de Deus que você passe por isto, seria errado tentar evitá-lo, não é mesmo?[29]

---

28 "Psalm 40" in *Treasury of David*, 6 vols. (Grand Rapids: Zondervan, 1950), 2.235.

29 *Practical Workbook for the depressed Christian,* (Bucks: Authentic Media, 2002), p. 18.

CAPÍTULO IV

As Causas

Em capítulos anteriores mencionamos algumas das causas da depressão. Também observamos a complexidade de tentar analisar as causas da depressão e concluímos que elas são uma combinação de vários fatores. Neste capítulo veremos mais detalhadamente as várias causas da depressão, e nos capítulos seguintes consideraremos algumas das curas para ela.

A depressão está frequentemente dividida em duas categorias principais — reativa e endógena. A depressão reativa é geralmente marcada pela presença de algum gatilho evidente — talvez um fato estressante da vida ou um conjunto de pensamentos inúteis. A depressão endógena é a que se supõe ter uma origem orgânica ou biológica. Esse é o nome dado às depressões que não parecem ter sido acionadas por qualquer gatilho externo, e que são frequentemente marcadas por predisposição genética. Contudo, essa distinção entre reativa e endógena não é tão precisa como se costumava pensar conforme competente investigação de muitos casos de ditas depressões endógenas e que revelaram a presença de um "evento estopim", embora uma predisposição genética possa significar que um gatilho relativamente pequeno é capaz de desencadear o processo. Consideraremos cinco gatilhos da depressão: estresse, psicologia, pecado, doença, e soberania.

Estresse

Ao esticar um pedaço de elástico, você pode estendê-lo por duas ou mesmo três vezes o seu tamanho. Contudo, quanto mais você o estica, maior é a tensão sobre a borracha, menos flexível ele se torna e maior o perigo de finalmente partir-se. Como elástico, todos somos "esticados" de vez em quando. Somos esticados por acontecimentos da vida sobre os quais temos pouco controle e, pelo nosso estilo de vida, sobre o qual temos considerável controle. Vamos olhar para cada uma destas forças

Acontecimentos da vida

Os acontecimentos da vida incluem casamento, mudança de residência, exames, doenças, luto, desemprego, nascimento de filhos, etc. Cada um desses acontecimentos coloca sobre nós uma tensão, num grau ou noutro. Quando estamos "esticados" desse modo, a química do nosso corpo e cérebro muda e um dos resultados é a frequente submersão ou baixa de nível de nosso humor. Isso é normal e, à medida que os acontecimentos estressantes passam, nossa química volta ao normal, juntamente com o nosso humor.

Algumas vezes, contudo, essas experiências estressantes podem continuar por um período mais longo, ocorrer uma após a outra, ou afetar-nos mais seriamente do que a outras pessoas. O resultado é que a química do nosso cérebro permanece anormal e assim também o nosso humor. Nós simplesmente não podemos "nos recuperar", não importa quantas pessoas nos instem a isso. Isso é depressão! Na pior das hipóteses, como uma fita elástica, nós podemos "romper", inesperadamente. Isso é o que alguns chamam de colapso nervoso.

Mudanças na química corporal, especialmente a do cérebro, afetam grandemente nossa habilidade de pensar e sentir de uma forma equilibrada. Acontecimentos estressantes fazem nossa mente entrar em parafuso, exaurindo e esgotando a química que necessitamos para pensar e sentir de um modo normal e proveitoso. Pense num computador com diversos programas abertos e operando ao mesmo tempo e como isso diminui todo o processo até finalmente a máquina "travar".

Estilo de vida

Conquanto tenhamos pouco, se é que temos algum controle sobre os acontecimentos da vida, temos substancial controle sobre nosso estilo de vida — a proporção de tempo e energia que destinamos ao trabalho, socialização, compras, viagens, recreação, exercícios, descanso, sono, etc. Muito do aumento da depressão e ansiedade hoje, na maior parte das vezes, é o resultado de um estilo de vida desequilibrado no qual as pessoas estão por um lado trabalhando muito pesado e gastando muito com trabalho e, por outro lado, se exercitando, descansando, e dormindo muito pouco. Este superesforço além das nossas capacidades e habilidades não está glorificando a Deus em nosso corpo e espírito (1Co 6.20). É também uma violação do sexto mandamento, que requer de nós "todo empenho legítimo para preservar nossa própria vida" (Breve Catecismo de Westminster, 68). Os efeitos e resultados de um estilo de vida estressante serão os mesmos daqueles de uma vida com acontecimentos estressantes — depressão.

Psicologia (o modo como pensamos)

No capítulo 3 vimos dez falsos padrões de pensamento que contribuem para a depressão. É vital aprender a reconhecer estes pensamentos inúteis através de um piedoso autoexame. É também importante e útil observar que alguns destes vícios latentes de pensamento podem ser involuntariamente absorvidos ou aprendidos cedo na vida com nossos pais e, assim, podem estar profundamente enraizados. Os autores de *I'm Not Supposed to Feel Like This* explicam isso deste modo:

> Uma consequência da queda é que nascemos em um mundo danificado, e a própria experiência de nascer provavelmente já nos degradou de várias maneiras. Não importa quão amáveis nossos pais tenham sido, eles nem sempre reagiram da maneira que realmente necessitávamos. Para alguns de nós, nossa experiência com nossos pais terá sido em grande parte boa, para outros pode ter sido ruim. Seja qual for a sua experiência, é provável que à medida em que cresceu, você foi aprendendo uma série de regras úteis e inúteis sobre como ver e julgar a si mesmo, às outras pessoas e o mundo à sua volta. É na infân-

> cia que essas formas centrais de encarar as coisas são primeiro aprendidas de seu relacionamento com figuras importantes como pais, irmãos ou irmãs. Nesses relacionamentos você deve ter recebido amor, consistência e apoio, mas algumas vezes ocorreu o contrário – rejeição e inconsistência – e isto pode ter nos prejudicado à medida que crescemos. Esses modos centrais de encarar as coisas são chamados de crenças fundamentais. Crenças fundamentais comuns podem ser baseadas em torno de temas positivos tais como ver a si mesmo como bom ou promissor em alguma coisa, ou temas mais negativos tais como ser um fracasso, ruim, imprestável, desprezado, incompetente, tolo ou fraco. Muitas pessoas desenvolvem uma série de crenças fundamentais tanto positivas quanto negativas durante sua infância e tais crenças podem permanecer conosco durante nossa vida adulta.[30]

Quando nos sentimos "pra baixo" ou quando estamos estressados, esses falsos padrões de pensamento latentes tendem a ocorrer mais frequentemente e tendem a dominar. Isso com frequência pode levar à depressão, piorar o quadro de depressão existente e, se houver persistência, tornar o restabelecimento do sujeito muito mais difícil. Algumas vezes a igreja pode reforçar ou acrescentar falsos padrões de pensamento focando nas coisas que a Bíblia proíbe, por meio de uma ênfase no lado negativo das vidas dos personagens bíblicos, ou estabelecendo padrões que podem desencorajar ou deprimir aqueles que são incapazes de alcançá-los, especialmente quando não estão firmes do perdão e da graça que há em Cristo.

Pecado

Um incrédulo pode estar deprimido por causa do seu pecado. Para esse caso, a cura é o arrependimento e fé em Jesus Cristo. Tristemente, muitos descrentes deprimidos estão sendo tratados com produtos químicos quando o que necessitam é de conversão. Se você é um não convertido e depressivo, então considere seriamente se a sua depressão está relacionada a uma consciência culpada e convicção de pecado. Se for assim, então o que você precisa é de arrependimento do pecado e fé em Jesus Cristo. Há muitos cristãos que testificarão que esta foi a chave para aliviar sua depressão.

30 C. Williams, P. Richards, I. Whitton (Londres: Hodder & Stoughton, 2002), p. 15.

Enquanto o pecado é a última coisa que uma pessoa não convertida pode imaginar como causa de sua depressão, o oposto é verdade para os cristãos. Quando um cristão fica deprimido geralmente há dolorosas consequências espirituais e assim este crente salta para a conclusão de que existe também uma causa espiritual — seus próprios pecados, hipocrisia e falhas de um ou mais tipo. Contudo, tal como é normalmente errado pensar que há uma causa espiritual para o câncer, é também errado pensar assim sobre a depressão. Como nos incrédulos, a depressão nos cristãos é geralmente causada por acontecimentos ou um estilo de vida estressantes, ou por padrões de pensamento falsos, os quais já descrevei no capítulo anterior. Aqui estão alguns exemplos de citações de vários médicos, conselheiros, psiquiatras e pastores cristãos experientes para provar este ponto:

> As verdadeiras causas espirituais da depressão não são comuns. Muitos cristãos com uma depressão de fundo aparentemente religioso na verdade têm uma causa mental/emocional no lugar de uma verdadeira causa espiritual. *Toda ênfase será pouca sobre o fato de que uma depressão com causas unicamente espirituais é algo raro em um cristão.*[31]

> Davi e outros salmistas com frequência encontram-se profundamente deprimidos por várias razões. Contudo, eles não se desculpam pelo que estavam sentindo nem o confessavam como pecado. Essa era uma parte legítima do seu relacionamento com Deus. Eles interagiam com ele através do contexto da sua depressão.[32]

> Concordamos totalmente que há sempre aspectos espirituais para ansiedade e depressão (como há em tudo na vida para o cristão). Entretanto, vemos estes como consequência secundária da angústia emocional que faz parte destas doenças. Strong diz que alegar que toda ansiedade e depressão é espiritual em sua origem é inútil porque se perde o ponto de que o verdadeiro problema é a ansiedade e depressão.[33]

---

31 John Lockley, *A Practical Workbook for the Depressed Christian* (Bucks; Authentic Media, 1991), p. 58.

32 Steve & Robyn Bloem, *Broken Minds* (Grand Rapids: Kregel, 2005), p. 204.

33 Chris Williams, Paul Richards, & Ingrid Whitton, *I'm Not Supposed to Feel Like This,* (Londres: Hodder & Stoughton, 2002), p. 121.

Não irei tão longe quanto John Lockley ao dizer que "as verdadeiras causas espirituais da depressão não são comuns". Contudo, concordo com o instinto de se opor à posição comum de que a depressão é sempre causada por pecado pessoal. Enfatizo esse ponto novamente porque colocar a culpa de nossa depressão em nossos pecados não é apenas errado, é também muito perigoso. É perigoso porque aumenta uma falsa culpa e aprofunda sentimentos de fracasso. Faz também cristãos deprimidos buscarem uma solução espiritual para um problema que pode na verdade ter origem no corpo, eventos da vida, estilos de vida, ou padrões de pensamento inúteis.

Entretanto, tendo dito tudo isso, devemos ainda deixar aberta à possibilidade de que a depressão pode, algumas vezes, ser resultado de pecado ou pecados específicos (como Davi descreveu no Salmo 32). A Confissão de Fé de Westminster diz: "O sapientíssimo, justíssimo e graciosíssimo Deus com frequência deixa, por algum tempo, seus próprios filhos à mercê de multiformes tentações e da corrupção de seus próprios corações, *com o fim de castigá-los pelos seus pecados anteriores...*" (5.5, ênfase minha).

Como então um cristão sabe se sua depressão tem uma causa espiritual ou simplesmente consequências espirituais? O *Practical Handbook for Depressed Christians* explica assim:

> Para o cristão, causas *verdadeiramente espirituais* de depressão geralmente envolvem comportamentos que o cristão sabe estarem errados, nos quais ele ainda deliberada e arrogantemente persiste... Não estou falando de pecados repetidos que o cristão deseja controlar, mas não pode... mas de *uma deliberada e contínua rebelião contra Deus.*[34]

Edward Welch faz sugestões mais detalhadas e meticulosas. Ele pergunta:

> Você vê qualquer destas coisas em sua vida?
>
> - Se você torna alguém, além de Deus, o centro de sua vida, e perde tal pessoa, você se sentirá isolado e sem propósito. Consegue ver como

34 Dr. John Lockley, A Practical Workbook for the Depressed Christian (Bucks: Authentic Media, 1991), p. 57

isto pode lhe pôr na estrada da depressão? Você faz de outra pessoa sua razão de viver e agora, sem esta pessoa, se sente sem esperança e incapaz de ir adiante. Talvez você não entenda, mas a Bíblia nos diz que isto é idolatria — em lugar de cultuar o próprio Deus, você está cultuando algo que Deus criou.

- Se você sente como se tivesse falhado aos olhos das outras pessoas, e seu sucesso e as opiniões dos outros são de extrema importância, você pode cair em depressão. Consegue ver as raízes espirituais disto? Seu sucesso e as opiniões dos outros se tornaram seus deuses; são mais importantes para você do que servir a Cristo.
- Se você sente ter feito algo muito errado, e quer tratar com seu pecado sem lidar com a cruz de Jesus, a depressão é inevitável. Nós sempre queremos acreditar que podemos fazer algo — como nos sentir realmente mal por nossos pecados — mas isso é tão somente orgulho. Pensamos que de fato podemos quitar nossa dívida com Deus, mas essa atitude minimiza a beleza da cruz e o pleno pagamento que Cristo fez pelo pecado.
- Se você está irado e não pratica o perdão, você pode facilmente entrar em depressão. A fórmula simples é tristeza + ira = depressão. Aquilo com que nos iramos mostra o que amamos e quais direitos prezamos. Infelizmente, mostra que não estamos prontos a confiar em Deus para sarar nosso coração ferido e julgar justamente. Lide com sua tristeza e ira derramando seu coração perante Deus. Use os salmos como suas orações. Peça por fé a fim de que possa confiar em Deus como seu defensor e auxílio.[35]

Doença

Felizmente, alguns no movimento de aconselhamento bíblico passaram a atribuir alguma importância ao uso de medicamento no tratamento de algumas formas de depressão. Contudo, como focam em questões do coração como sendo a raiz do problema, eles geralmente minimizam o papel dos medicamentos, frequentemente descrevendo-os em termos do mero "alívio dos sintomas". Implícita e explicitamente sugerem que há sempre questões subja-

35 "Hope for the Depressed," *Restoring Christ to Counseling and Counseling to the Church (CCEF)*, http://www.ccef.org/print/ 684?page=2 (acessado em 28 de maio de 2010).

centes, descritas como questões de significado ou relacionamento, o que você está vivendo e como está vivendo, ou lidando com os dois grandes mandamentos. Em outras palavras, a posição padrão ao lidar com a pessoa depressiva é que o pecado pessoal causou a depressão e ela é responsável, de modo que deve se arrepender e crer no evangelho. Obviamente, como disse, pecado pessoal pode e geralmente causa (ou contribui para) a depressão e ansiedade, tal como pecado pessoal pode e frequentemente causa (ou contribui para) doenças cardíacas ou certos tipos de diabetes ou mesmo cegueira. Mas essas mesmas doenças e incapacidades podem também ser o resultado, não de pecado pessoal, mas de viver em um corpo caído em um mundo caído. Podem tão somente ser o resultado de enfermidades do corpo.

Assim como a maldição sobre este mundo e nosso corpo pode causar problemas mecânicos, químicos, e elétricos em nosso coração, fígado, pâncreas, olhos, e outras partes do corpo, podemos também ter problemas mecânicos, químicos, e elétricos em nosso cérebro, que podem afetar o modo como pensamos, e mesmo nossa personalidade. Muitos de nós já vimos amigos ou entes queridos com lesões cerebrais, hemorragias ou tumores sofrendo angustiantes mudanças de personalidade. Nutricionistas têm demonstrado o quanto certos alimentos podem afetar nosso humor e pensamentos, nosso sentir e pensar. As emoções também podem ser afetadas pela exaustão, hipoglicemia, exercícios, alterações hormonais, distúrbios glandulares, pressão alta, e mesmo pela luz do sol.

Como o cérebro é o órgão mais complexo em nosso corpo, ele é possivelmente o mais afetado de todos pela queda e pela maldição divina que recaiu sobre nós. E como processar nossos pensamentos é a principal atividade do nosso cérebro, podemos esperar que essa área às vezes falhe e pare, embora não por nossa culpa, com subsequentes problemas emocionais e comportamentais. Com isso não quero negar que cada um é responsável pelo modo como responde às falhas e problemas mecânicos, químicos, ou elétricos em qualquer parte de seu corpo.

Em casos assim, a medicação não é meramente um alívio para os sintomas, mas um tratamento para as causas da depressão — suas causas físicas. Tratar uma pessoa depressiva com medicamentos normalmente não é diferente de quando dou à minha filha de oito anos de idade uma de suas muitas injeções diárias de insulina para o diabetes. Não estou meramente aliviando os sintomas, estou tratando a causa — o baixo nível de insulina devido às células mortas em seu pâncreas. E se ela está letárgica, chorosa, ou irracional devido ao baixo nível de açúcar, não pergunto se ela está quebrando os mandamentos ou quais as "questões de significado e relacionamento" em sua vida. Eu me compadeço dela, choro por ela, e agradeço a Deus por sua graciosa provisão medicamentosa para ela.

Se chegamos ao ponto em que nossa posição padrão ao lidar com as causas da depressão é que o sujeito está em pecado, a menos que prove o contrário, estamos dolorosamente próximos da posição dos discípulos: "Mestre, quem pecou, este ou os seus pais?" (Jo 9.2). Essa é também uma posição próxima do evangelho da riqueza, saúde, e prosperidade, no qual o diagnóstico para o por quê das provações é pecado pessoal e a prescrição é mais arrependimento e fé.

Fui pastor por doze anos na costa oeste das Highlands escocesas. Tristemente, aquela bela região tem uma das mais altas taxas de depressão no mundo ocidental, e lidei com muitos cristãos que suportaram anos de sofrimento mental e escuridão espiritual. Embora inicialmente, em meu zelo juvenil, eu tenha buscado "questões" ou "pecados" subjacentes, já que eu não queria simplesmente "aliviar os sintomas", cheguei a compreender que eu normalmente estava (embora nem sempre) lidando com pessoas cujos problemas não eram "questões de significado ou relacionamento". Quando cheguei a conhecê-los, pude ver que o problema não estava no *que* (nem no *como*) estavam vivendo, porque eles estavam inquestionavelmente vivendo como Cristo e para Cristo. De fato, aqueles cristãos estão entre os mais piedosos que já conheci. O Senhor era tudo para eles, e eles não deixariam o Senhor embora o seu interior e as circunstâncias gritassem dizendo: "não há Deus!". O problema deles era um cérebro doente, geralmente sofrendo os efeitos de longos meses de inverno sem as horas de sol regulares.

Assim, gostaria de encorajar os pastores que lidam com pessoas depressivas a lutar fortemente contra a adoção destas hipóteses prontas sobre as causas da depressão: "É pecado a menos que se prove o contrário"; "Há sempre questões, questões subjacentes"; "Tem a ver com o que se vive e o modo como se lida com isso"; ou "É sobre os dois grandes mandamentos". Pode até ser. Mas não vamos começar daí e potencialmente prejudicar alguns do precioso povo de Deus em seus momentos de maior fraqueza.

Soberania

Uma causa final de depressão no cristão é a soberania de Deus. Muito embora seja duro aceitar, a última causa pode ser: "Isso agrada a Deus". Entretanto, isso não é alguma pura, arbitrária, sádica e obtusa imposição de sofrimento. Absolutamente. Deus tem motivos e propósitos amorosos em todo o seu modo de tratar com seus filhos. A Confissão de Fé de Westminster propõe outra razão porque Deus algumas vezes permitirá a seus filhos descerem nas profundezas da depressão, e é para

> levá-los a descobrir a força oculta da corrupção e fraudulência de seus corações, a fim de serem humilhados, e a fim de reanimá-los para uma dependência mais íntima e constante do apoio dele e fazê-los mais vigilantes contra toda e qualquer ocasião futura de pecar, e *para vários outros fins justos e santos*" (CFW 5.5, ênfase minha).

Um bem conhecido exemplo disto é Jó. Um exemplo menos conhecido é Ezequias: "Deus o desamparou, para prová-lo, para saber tudo o que havia no seu coração" (2Cr 32.31). Isso realmente não significa que Deus abandonou a Ezequias. Deus jamais deixa ou desampara o seu povo. Esse então não é um deixar objetivo, mas subjetivo. Deus afastouse dos sentimentos espirituais de Ezequias, de modo que ele perdesse seu senso da presença, proteção e favor de Deus. Assim, Ezequias sentiu que Deus o tinha deixado. Mas Deus tinha um sábio e amoroso propósito nisto. Seu propósito era testar Ezequias e revelar-lhe o que estava em seu coração quando o sentimento da presença de Deus fosse retirado.

Algumas vezes podemos tomar como garantida a presença de Deus em nossas vidas. Esquecemos o que poderíamos ser sem ele. E, assim, de forma sábia, temporária e proporcional Deus nos retira a percepção de sua presença e seu favor para nos conduzir a uma maior gratidão e apreço por ele. Ele pode fazer isto agindo diretamente em nossos sentimentos. Mas também produzindo os mesmos efeitos através de amorosa aflição ao nosso cérebro, interrompendo sua química e contatos, tal como faz quando amavelmente aflige algum de seus queridos filhos com epilepsia, ou qualquer outra enfermidade.

Deixe-me fechar este capítulo com uma citação de Martyn Lloyd-Jones, um médico do corpo que se tornou médico da alma:

> Agora consideremos as "astutas ciladas do diabo" como se mostram na confusão que ele cria entre os domínios físico, psicológico e espiritual... Este assunto é um dos mais práticos que podemos considerar. Somos criaturas estranhas, compostas de corpo, mente, e espírito; estes são inter-relacionados e reagem entre si. Muitos dos nossos problemas na vida se devem a este fato, e à falha em entender o lugar, função, e esfera de cada um desses domínios.[36]

36 *The Christian Warfare* (Grand Rapids: Baker, 1976), p. 206-208.

CAPÍTULO V

As Curas

No capítulo anterior vimos algumas das causas da depressão. Agora olharemos para algumas das curas. Entretanto, antes devemos fazer à pessoa deprimida a pergunta vital: "Você deseja ficar curada?". Essa foi a pergunta que Jesus fez ao paralítico junto ao tanque de Betesda (Jo 5.6). À primeira vista pode parecer uma pergunta tola. Certamente toda pessoa doente quer ser curada. Contudo, a pergunta de Cristo pode implicar que o homem não estava usando todos os meios disponíveis para sua melhora. Ou, talvez, ele tivesse perdido a esperança de ficar bom. Estas são cenas comuns na depressão. Médicos e pastores frequentemente se defrontam com a situação frustrante de pessoas que necessitam da ajuda que eles podem dar, mas que não seguem os passos requeridos para se beneficiar da ajuda. Talvez tenham aprendido a conviver com sua doença. Talvez tenham perdido a esperança de ficar boas. Talvez lhes falte vontade de fazer sua parte no processo de cura. Talvez estejam amedrontadas com todas as responsabilidades da vida que viriam sobre elas se viessem a ficar boas novamente. Talvez percam a simpatia e a atenção de que desfrutam estando doentes. Estas são possibilidades. Assim, se você está depressivo, a primeira pergunta perscrutadora que deve fazer a si mesmo é: "Eu quero ficar curado?". Você não terá qualquer esperança de ficar curado da depressão a menos que queira recuperar-se e, portanto, esteja preparado para fazer a sua própria e significante parte neste processo de recuperação.

Veremos quatro medidas que deverão ser consideradas como partes de um "pacote" de cura.

Corrija seu estilo de vida

É vital levar um estilo de vida equilibrado a fim de reduzir o "alongamento" que ameaça romper nosso bem-estar físico, mental, emocional e espiritual. Alguns dos pontos práticos colocados aqui se aplicam também à depressão resultante de acontecimentos da vida.

Siga uma rotina

Uma das chaves para um estilo de vida equilibrado é a rotina regular. Essa é uma das primeiras coisas a cair à beira do caminho quando alguém se torna depressivo. A pessoa depressiva geralmente acha muito difícil resistir à tendência de ser guiada por seus sentimentos. Quando uma pessoa está "pra baixo" ela normalmente fará o que tem vontade de fazer e evitará o que não tem vontade de fazer. Por exemplo, se não temos vontade de levantar, não nos levantamos. Se não temos vontade de ir trabalhar, não vamos. Se não temos vontade de passar a roupa, não passamos. Se temos vontade de beber ou comer excessivamente, assim fazemos. Mas um passo positivo na recuperação da depressão é restaurar a ordem e a disciplina das nossas vidas. Normas para dormir, comer e trabalhar metodicamente reconstruirão um senso de utilidade e autoestima saudáveis. Isto também glorificará a Deus, que é um Deus de ordem, e não de confusão (1Co 14.33).

Relaxe

Precisamos criar momentos de relaxamento em nossa vida. Isso pode envolver desfrutar de um lugar tranquilo e calmo algumas vezes no decorrer do dia para simplesmente parar, dar uma pausa, acalmar e buscar a paz de Deus em nossas vidas. Jesus reconheceu e proveu essa necessidade para seus discípulos quando os levou "à parte em um lugar deserto para repousar um pouco" (Mc 6.31).

Outra área útil a explorar é se você está respirando corretamente. É comum às pessoas depressivas e ansiosas serem extremamente tensas, o que geralmente conduz à hiperventilação ou respiração ofegante e então à inevitável fraqueza do corpo e cérebro. Há muitos livros e sites úteis que, sem enveredar pela "Nova Era", dão bons conselhos sobre como reaprender a relaxar e respirar apropriadamente.

Exercite-se

Exercícios físicos moderados ajudam a expulsar substâncias químicas inúteis do nosso organismo e estimulam a produção de substâncias químicas úteis. Exercícios praticados ao ar livre têm o benefício adicional da saúde propiciada pelos raios solares.

Descanse

Um psicólogo cristão me disse recentemente que começa o tratamento de pessoas depressivas com três pílulas: "Bons exercícios, boa dieta, e bom sono!". Esse é um ótimo conselho, de modo que gostaria de encorajar você a fazer uso abundante dos recursos atualmente disponíveis a respeito desses temas.

Como padrões regulares de sono reparam e recarregam o corpo e a mente, fixe um horário para deitar e levantar, e tente obter pelo menos oito horas de sono. Evite cafeína, uma grande carga de exercícios físicos, chamadas telefônicas, tevê, e usar a internet sem ter dormido pelo menos três horas. Estabeleça uma rotina para ir deitar, e tente conseguir cooperação dos outros em casa para isto.

E lembre-se do presente de Deus, o descanso semanal. O dia do Senhor foi graciosamente feito para nós (Mc 2.27), em parte para aliviar a tensão da nossa vida tão atarefada e "superesticada".

Repriorize

Examine sua vida e veja o que pode fazer para reduzir seus compromissos e obrigações. Áreas a considerar: sua família, trabalho, igreja, vizinhos, e viagens. Uma vez que você esteja melhor, então poderá retomar algumas de suas atividades novamente. Mas a prioridade é melhorar.

Corrija seus falsos pensamentos

Como temos observado nestes capítulos, um dos fatos mais comuns que contribuem para a depressão são os pensamentos errados e inúteis. Muitos cristãos que não sonhariam em ver a Palavra de Deus de um modo falso, no entanto, veem o mundo de Deus de um modo falso. Assim como veem a si mesmos, suas situações e seus relacionamentos com os outros, tendem a enfatizar e ampliar o negativo e excluir o positivo. Essa visão distorcida da realidade inevitavelmente deprime seu humor.

É obrigação dos cristãos desafiar a falsidade e as distorções da realidade, especialmente quando encontradas neles próprios. No final deste capítulo você encontrará dois questionários para ajudá-lo a fazer isso. O primeiro é para ajudá-lo a examinar seus pensamentos, e o segundo é para ajudá-lo a desafiar seus pensamentos falsos e inúteis. Questionários como estes são recomendados para o uso de muitos psiquiatras cristãos e não cristãos. Eles podem parecer um pouco estranhos e você pode imaginar: "Isto tudo não é apenas lero-lero psicológico?". Entretanto, gostaria aqui de mostrar-lhe como cada passo está fundamentado na experiência bíblica cristã. O salmo 77 é um perfeito exemplo de Asafe investigando e desafiando seus pensamentos com a ajuda de Deus a fim de erguer seu humor e espírito. Há também versões ligeiramente mais abreviadas da mesma estratégia bíblica em Jó 19, Salmos 42 e 73, e Habacuque 3. Assim, isto não é "lero-lero" psicológico, mas experiência cristã verdadeira baseada na Palavra de Deus. Vamos olhar o Salmo 77 para provar isto.

Asafe examina seus pensamentos

1. Minha situação de vida *Tempo? Lugar? Pessoas? Acontecimentos?*	A "situação de vida" não está definida em detalhes no salmo 77. Asafe a chama de "o dia da minha angústia" (v. 2), uma descrição propositalmente geral que se adapta a muitas situações da vida.

2. Meus sentimentos *Resuma seu humor em uma palavra se puder. Você está triste, inquieto, culpado, zangado, envergonhado, irritado, assustado, desapontado, humilhado, inseguro, ansioso, etc.? Você pode querer avaliar a intensidade dos seus sentimentos em porcentagem.*	Perturbado (v. 2, 3, 4) [100%]; Inconsolável (v. 2) [90%]; Desfalecido (v. 3) [90%]; Isolado de Deus (v. 7) [90%]; Pessimista (v. 7) [95%]; Inseguro (v. 2) [80%]; Assustado (v. 2) [75%].
3. Meus pensamentos *Em que estou pensando agora? Sobre mim mesmo? Outros? O presente? O futuro?*	Todo meu passado foi grande, mas todo meu presente é terrível (v. 5); O Senhor tem me rejeitado (v. 7); O futuro é sombrio e obscuro (v. 7); As promessas de Deus não mais se mantêm verdadeiras (v.8); Deus se esqueceu de como ser gracioso (v. 9); Deus encerrou suas misericórdias (v. 9).
4. Minhas análises *Identifico padrões de pensamentos falsos? Falsos extremos, falsa generalização, falso filtro, etc. (ver capítulo 3 para outros padrões).*	O salmista confessa pensamento errado e inútil quando olha para seus padrões de pensamento e diz: "isto é a minha aflição" (v. 10). Sua "aflição" ou seu pensamento distorcido inclui: falsos extremos, falsa generalização, falsa leitura mental (de Deus), falsas adivinhações, falso raciocínio baseado em sentimentos (veja capítulo 3).
5. Meu comportamento *Impacto das ações dos versículos 1-4 sobre mim e meu relacionamento com outros.. Parar atividades úteis? Iniciar atividades inúteis? Atividades reduzidas? Hiperatividades?*	Choro (v. 1); Reclamação (v. 3); Não posso dormir (v. 4); Não posso falar a outros (v. 4); Não posso orar a Deus (v.4).

Asafe desafia seus pensamentos

Algumas vezes, simplesmente identificar tais pensamentos falsos e seu impacto sobre nós pode, em si mesmo, ser um marco para a mudança. Contudo, para completar o processo, deveremos continuar a formalmente desafiar nossos falsos pensamentos.

6. Minhas razões *Por que os pensamentos que eu listei no ponto 3 são verdadeiros? Que evidência há para apoiar minha conclusão?*	O salmista não é explícito, mas deduz: Isto é como eu sinto. Isto é como as coisas me parecem.
7. Meu desafio *Liste evidências e razões contra os pensamentos do ponto 3. Pense o que Deus apontaria para mostrar que seus pensamentos não são 100% verdadeiros.*	Os feitos passados de Deus com o seu povo têm sido semelhantes (v. 10); A providência poderosa de Deus através dos anos (v. 11-20); Deus algumas vezes conduz seu povo através de águas profundas (v. 9); Deus algumas vezes pastoreia seu povo através do deserto (v. 20); Deus conduzirá o seu povo para a Terra Prometida (v. 20).
8. Minha conclusão *Chegue a uma conclusão equilibrada que será também verdadeira e útil.*	Embora eu me sinta rejeitado e esquecido por Deus, ele está me redimindo e guiando através do deserto para a Terra prometida. Diferentemente da Palavra e das obras de Deus, meus sentimentos são vacilantes – imprecisos e instáveis.

9. Meus novos sentimentos *Copie alguns ou todos os sentimentos do ponto 2 e os reavalie*	Asafe não é explícito, mas das suas palavras nos versos 13-20 podemos inferir que ele agora sente um grau de confiança, otimismo, segurança e conforto: Perturbado [30%]; Inconsolável [20%]; Desfalecido [15%]; Isolado de Deus [30%]; Pessimista [10%]; Inseguro [10%]; Assustado [20%].
10. Meu plano *Como porei em prática as conclusões equilibradas?*	Pensarei mais sobre Deus do que sobre mim. Pensarei mais sobre os feitos de Deus no passado. Pensarei mais no poder e na graça imutáveis de Deus. Confiarei, mesmo quando em águas profundas ou no deserto.

Corrija sua química cerebral

Se consultar seus sentimentos e pensamentos (passos 2 e 3) não funcionou ou se você sequer tenha conseguido começar, então sugeriria que você buscasse um médico pessoal para um diagnóstico e possível prescrição de medicação apropriada. E, por favor, não espere que as coisas fiquem tão ruins a ponto de tudo parar. Quanto mais você desce, mais demorará a retornar. Mesmo uma dosagem baixa de antidepressivos é algumas vezes o bastante para começar a restaurar o equilíbrio químico cerebral esgotado e assim recuperar sua disposição de ânimo o suficiente para permitir-lhe começar a dar os passos necessários para corrigir seu estilo de vida, seus pensamentos, etc. Contudo, depressões mais sérias algumas vezes exigem de dois a cinco anos de medicação a fim de restaurar permanentemente a química e os processos cerebrais.

Se você for ao seu médico, pode ser útil escrever alguns dos sintomas, como você tenta lidar com eles, e também o que pensa que os tenha causado. Algumas vezes essa visita inicial pode se tornar muito emocional, e você pode esquecer-se de fatos importantes.

Faça uma lista de perguntas que você deseja fazer ao médico, especialmente sobre os medicamentos. Há um número de mitos e ideias falsas sobre antidepressivos que se alojaram na mente do público. Aqui estão alguns exemplos: "Se eu tomar antidepressivos não serei mais eu mesmo... haverá terríveis efeitos colaterais... eu poderei ficar dependente... as pessoas vão me olhar com desdém... significará que eu estou louco". Seu médico deverá estar apto a refutar estes mitos e tranquilizá-lo. Entretanto, como mencionado acima, os antidepressivos não suprem a necessidade de você identificar e trabalhar a mudança de pensamentos falsos e inúteis e de comportamentos prejudiciais.

Retorno aos puritanos para evidências que apoiem a visão de que devemos ser extremamente cuidadosos em não descartar causas não espirituais para a depressão. Richard Baxter escreveu:

> Descubra até onde puder se o problema da sua mente surge de um estado de melancolia [depressão, profunda tristeza] e intemperanças do corpo, e até onde surge das descontentes aflições de seu estado mundano, ou de amigos, ou reputação e de acordo com sua descoberta faça uso do remédio apropriado ao caso.
>
> Mantive essas duas causas de problema juntas no início, porque quero separá-las e aplicar o restante destas orientações somente aos problemas que surgem de pecados e requerem a graça.
>
> A respeito da melancolia, tenho por longa experiência visto ser ela geral e comum nos temores e problemas da mente que encontrei naqueles que vivem com grandes problemas e temores por qualquer período de tempo; contudo, dentre tais temores e problemas, a melancolia é a base deles: embora nada sintam no corpo, tudo sentem na mente. Recomendaria que tais pessoais fizessem uso de algum piedoso médico capaz, que as ajudasse a discernir quanto de seus problemas advém da melancolia. Onde a profunda tristeza é a causa, geralmente a tônica é o medo de quase tudo; uma palavra ou pensamento repentino trazem inquietação. Algumas vezes tais pessoas estão tristes, e raramente sabem o por quê: todos os confortos de nada lhes servem; embora sejam confortadas, jamais estão satisfeitas; os problemas retornam em poucos dias ou horas, assim que os espíritos das trevas e da confusão regressam com seu antigo vigor...

> Ora, àqueles que pensam ser a melancolia a causa dos seus problemas, quero dar este conselho: não esperem que o remédio espiritual ou racional seja suficiente para a cura; pois como você não espera que um bom sermão, ou palavras de conforto curem aquele que se prostra doente ou paralisado, ou aquele que quebrou um braço, assim é com os medos da melancolia: pois estes são tão reais quanto qualquer outra enfermidade do corpo... Mas porque opera no espírito e na fantasia [imaginação], nos quais as palavras de aconselhamento também operam, logo, tais palavras de aconselhamento também funcionam. Portanto, tais palavras, e a Escritura e a razão podem de algum modo fazer frente ao problema, e podem atenuar ou dissipar alguns dos efeitos no presente; mas tão logo o tempo desgaste a força e efeitos das razões apresentadas, o destempero retorna.[37]

Corrija sua vida espiritual

Corrija as consequências espirituais

Enfatizei que, para os cristãos, a depressão geralmente não é causada por fatores espirituais. Contudo, há consequências espirituais em todas as depressões. Há uma série de passos que um cristão deprimido pode tomar para ajudar a inverter pelo menos algumas das consequências espirituais. Você pode achar útil neste caso o livro do Dr. Martin Lloyd-Jones, *Depressão Espiritual*,[38] — embora ele possa algumas vezes ser um pouco radical e dogmático em suas generalizações.

Aqui estão algumas coisas práticas que você pode fazer para ajudar a resolver as consequências espirituais da depressão:

1. Aceitar que está com depressão não é pecado e de fato é compatível com o cristianismo. Muitos personagens bíblicos e muitos dos maiores cristãos passaram por períodos de depressão.
2. Tente compreender que sua perda de sentimentos espirituais não é a causa de sua depressão, mas, ao contrário, a de-

37 "The Right Method for a Settled Peace of Conscience and Spiritual Comfort" in *The Practical Works of Rev. Richard Baxter*, 4 vols. (Londres: George Virtue, 1838), 2:888.

38 Editora PES, 1987.

pressão tem causado uma perda geral de sentimentos em todas as partes da sua vida, inclusive sua vida espiritual.

3. Espere pacientemente pelas correções em seu estilo de vida, pensamento ou na química para ter um efeito sobre seus sentimentos como um todo, e sua vida espiritual concomitantemente também se recuperará.
4. Tenha um tempo separado para leitura da sua Bíblia e para oração. Cristãos deprimidos podem desistir de ler e orar, ou podem tentar ler e orar excessivamente a fim de tentar trazer de volta seus sentimentos espirituais. Ambas as abordagens são inúteis. Ao invés disso, separe um tempo regular cada dia para ler e orar. Se a concentração é um problema, separe um tempo curto (5 a 10 minutos) até sentir-se melhor. A depressão apenas se aprofundará ao colocar objetivos espirituais irreais. O puritano Richard Baxter advertiu aqueles que sofrem com depressão:

   > Evite devaneios e, por enquanto, não exercite seus pensamentos de modo demasiadamente profundo, nem por muito tempo. Meditação prolongada é o dever de alguns, mas não o seu, assim como não é dever de um homem com a perna quebrada, ou o pé torcido, ir à igreja: ele deve descansar e repousar até estar curado, e fortalecido. Você pode viver na fé e temor de Deus, sem entregar-se a pensamentos profundos e perturbadores.[39]

5. Traga à mente verdades objetivas (ex.: a doutrina da justificação ou da expiação), versículos especialmente "positivos" que exponham o amor, misericórdia e a graça de Deus aos pecadores (ex.: Rm 8.1; 8.38-39; 1Jo 1.9; 4.9-10). Você pode querer copiar um versículo e levá-lo sempre com você. Quando pensamentos negativos o oprimirem, recorra ao versículo e medite nele.
6. Quando orar, diga a Deus exatamente como você se sente. Seja totalmente honesto. Peça-lhe para ajudá-lo em suas dúvidas e medos e para restaurar-lhe a alegria da salvação.

---

39 "The Cure of Melancholy and Overmuch Sorrow," in *The Practical Works of Rev. Richard Baxter,* 4 vols. (Londres: George Virtue, 1838), 4.932.

Agradeça-lhe por amá-lo e estar com você muito embora você não sinta dele o amor ou presença. Orar por outros que sofrem pode também ajudar a tirar seus pensamentos de você mesmo por algum tempo.

7. Frequente a igreja e busque a comunhão de um ou dois crentes cheios de compaixão em quem possa confiar e peça-lhes para orar com e por você. Seja cuidadoso com quem você fala. Infelizmente, alguns crentes não podem e nem sabem manter confidências e outros terão pouca compreensão e empatia para com sua condição.
8. Lembre-se que Deus o ama como você é e não como gostaria de ser.

Corrija as causas espirituais

Anteriormente, mencionei a possibilidade de que a depressão de um cristão pode ser o resultado de algum pecado ou pecados específicos. Se você examinou a sua vida e encontrou um pecado no qual você está deliberada e teimosamente persistindo, ou percebe sinais graves de que nunca se arrependeu realmente, é tempo de cair de joelhos e buscar o perdão de Deus para o pecado e o poder de Deus sobre o pecado. Veja os salmos 32 e 51 como exemplos de como fazer isto.

Após ler este capítulo, você pode sentir que há muito a fazer, que a montanha é tão alta, que não faz sentido sequer tentar subir. Certamente um dos maiores erros que você pode cometer é tentar fazer muito de uma só vez. Você vai fracassar e ficar ainda mais depressivo. Ao invés disso, preferencialmente com a ajuda de alguém, sente-se e faça uma lista das áreas onde você sabe que precisa mudar. Em seguida, escolha uma área problemática e concentre-se somente nela. É melhor escolher uma área específica com uma possibilidade de mudança realística e mensurável. Considere todas as possíveis soluções, pensando os prós e os contra. Então, prepare um plano passo-a-passo escrito e execute um passo de cada vez. Tenha objetivos de curto e longo prazo. Revise o resultado, faça os ajustes necessários, e se encoraje com os progressos que possam ter ocorrido. Em resumo:

- Peça a alguém para ajuda-lo e mantenha-se responsável;
- Foque em um problema por vez;
- Decida sobre a melhor solução;
- Escreva um plano passo-a-passo;
- Defina alvos realísticos de curto e longo prazo;
- Revise para se corrigir e também se encorajar.

Acima de tudo isto, ore pela ajuda e bênção de Deus sobre os passos que está dando.

Questionário de investigação do pensamento

1. Minha situação de vida *Tempo? Lugar? Pessoas? Acontecimentos?*	
2. Meus sentimentos *Resuma seu humor em uma palavra, se puder. Você está triste, aflito, culpado, zangado, envergonhado, irritado, assustado, desapontado, humilhado, inseguro, ansioso? Você pode desejar avaliar a intensidade dos seus sentimentos em porcentagem.*	
3. Meus pensamentos *O que estou pensando agora? Sobre mim mesmo? Os outros? O presente? O futuro?*	
4. Minha análise *Identifique padrões de pensamentos inúteis ou falsos, tais como falsos extremos, falsas generalizações, falso filtro, etc. (ver capítulo 3).*	
5. Meu comportamento *Impacto dos pontos 1-4 sobre mim e minhas relações com outros. Encerro as atividades úteis? Começo atividades inúteis? Reduzo as atividades? Hiperatividades?*	

6. Minhas razões *Por que acredito que os pensamentos listados no ponto 3 são verdadeiros? Que evidência há para apoiar minha conclusão?*	
7. Meu desafio *Liste evidências e razões contra os pensamentos do ponto 3. Pense no que Deus apontaria para mostrar-lhe que seus pensamentos não são 100% verdadeiros.*	
8. Minha conclusão *Chegue a uma conclusão equilibrada que será também verdadeira e útil.*	
9. Meus novos sentimentos *Copie alguns ou todos os sentimentos do ponto 2 e reavalie-os.*	
10. Meu plano *Como colocarei em prática a conclusão equilibrada?*	

CAPÍTULO VI

Os Cuidadores

Chegamos agora à nossa área final de estudo: os cuidadores. Para os propósitos deste livro, os cuidadores são a família, os amigos e os companheiros cristãos que estarão envolvidos em um grau ou outro, ajudando o doente a melhorar. Geralmente estes cuidadores não terão qualquer treinamento médico e terão conhecimentos muito limitados ou até incorretos sobre depressão ou ansiedade. Entretanto, eles terão um papel crítico em ajudar uma pessoa deprimida a melhorar. As pesquisas têm mostrado que a saúde mental dos pacientes melhorará muito mais rápido se tiverem alguém próximo a eles em quem possam confiar e se apoiar.

Este capítulo considerará dez áreas que os cuidadores devem observar ao tentarem ajudar uma pessoa deprimida a melhorar.

Estudo

Como cristãos, certamente desejamos ser aquela pessoa para quem os nossos amados se voltam em tempos de necessidade. E, quando eles se voltam para nós, desejamos estar aptos a ajudá-los e não machucá-los ainda mais. É, portanto, imperativo que aprendamos sobre depressão a fim de evitar os equívocos comuns nos quais as pessoas incorrem e a fim de sermos de grande benefício para aqueles que estão sofrendo. Como mencionei no prefácio, esse livro é uma simples introdução ao assunto, um tipo de guia rápido de emergência. Contudo, gostaria de recomendar alguns recursos para estudo posterior.

Além de estudar sobre como o Senhor Jesus lidou com os doentes, os fracos e os aflitos, você deveria ler alguns dos proveitosos livros escritos numa perspectiva cristã sobre o assunto e disponíveis em língua inglesa. Por ordem utilidade e facilidade de leitura, são:

I'not supposed to feel like this, de Chris William,
Paul Richards e Ingrid Whiton.
Overcoming Spiritual Depression, de Arie Elshout.
Broken Minds de Steve and Robyn Bloem.
A Pratical Workbook for the Depression Christian, de John Lockley.

Um outro livro, certamente, é o bem conhecido *Depressão Espiritual*, do Dr. Martyn Lloyd-Jones. Entretanto, você deve estar inteirado de que o Dr. M. Lloyd-Jones não lida com todos os aspectos da depressão como uma doença, mas apenas com algumas das consequências espirituais da depressão. De algum modo, o livro é mais sobre desencorajamento espiritual do que sobre depressão, mas é ainda assim útil.

Um livro que é escrito de uma perspectiva não cristã, mas que, no entanto, é útil, é o *Mind over Mood*, de Dennis Greenberger e Christine Padesky.

É importante lembrar que ler estes livros não o transformará num profissional em doenças mentais, mas o tornará mais útil e prestativo para os amados em aflição...

Também gostaria de cautelosamente recomendar *Blame It on the Brain?* e *Depressão: A tenebrosa noite da alma*[40], de Edward Welch. O autor apresenta um sensível equilíbrio quando lida com a depressão, e seus livros têm muito material útil e excelente. Ele parece estar aberto às causas não espirituais da depressão, embora às vezes ainda pareça voltar ao modelo que diz que "a medicina apenas alivia os sintomas". *Depressão: A tenebrosa noite da alma* é também útil por explorar as possíveis causas ou contribuições espirituais à depressão. Contudo, eu hesitaria em pôr esse livro diretamente nas

40 Editora Cultura Cristã, 2012.

mãos de cristãos depressivos, porque muitas vezes eles irão tirar as piores conclusões possíveis sobre si mesmos, independentemente da realidade objetiva. É melhor que um pastor comprometido e compreensivo ou que um membro da família, de forma gentil e sábia, guie a pessoa depressiva pelas partes relevantes do livro.

É importante lembrar que a leitura destes livros não vai transformá-lo em um especialista em saúde mental, mas vai torná-lo mais útil e ajudá-lo a amar aqueles que estão em angústia. Irá também ajuda-lo a conhecer suas limitações a fim de tomar a decisão correta sobre aconselhar alguém a ver um cristão mais experiente, um médico, ou um profissional da saúde mental. Recomendo que os pastores construam um banco de dados de médicos locais e profissionais da saúde que partilhem dos princípios cristãos. Telefonar, falar com as pessoas, visitar hospitais, falar com a equipe de tratamento, e construir relacionamentos de modo que quando estiver enfrentando uma situação que está além da sua competência, você possa saber a quem recorrer.

Compaixão

O estudo piedoso e cuidadoso da depressão deveria aumentar de forma natural e automática nossa compaixão por aqueles que sofrem dela. Por *compaixão* me refiro a uma habilidade para comunicar na qual percebemos verdadeiramente o problema e os sintomas, ficamos profundamente preocupados, e fazemos tudo o que podemos para ajudar. Em muitos casos, tal compaixão pode ter um poderoso efeito terapêutico sobre aquele que sofre. A falta dela pode apenas multiplicar a dor e aprofundar a escuridão. Considere a seguinte citação de Hussel Hampton que sofreu, ele mesmo, de depressão:

> Se houvesse uma doença física que se manifestasse de algum modo particularmente feio como as feridas pustulentas ou tecidos que se separam da carne, acompanhada de dores de natureza intensa e crônica prontamente visível a todos, e se essa doença afetasse quinze milhões de pessoas em nosso país, e mais, se não houvesse virtualmente qualquer ajuda ou socorro para a maioria dessas pessoas e elas fossem forçadas a caminhar em nosso meio em sua flagrante agonia, nos levan-

> taríamos como um corpo social com compaixão e ira. Não existe tal doença física, mas há tal doença da mente e, cerca de quinze milhões de pessoas ao nosso redor estão sofrendo com ela. Nós, porém, não nos levantamos com ira e compaixão, embora elas estejam caminhando em nosso meio com sua dor e angústia.[41]

É de grande ajuda solidarizar-se com alguém que sofre se você se lembrar sempre que facilmente poderia se encontrar na mesma situação, padecendo da mesma angústia (1Co 4.7). Se você trata pessoas deprimidas com impaciente desprezo você pode, como muitos outros antes de você, ter de aprender a compaixão do modo mais difícil.

Apoio

O apoio segue a solidariedade. Ele envolve estar disponível para ouvir e conversar com alguém pessoalmente ou do outro lado da linha. Inclui orar com a pessoa, especialmente quando aquele que está em depressão se sentir impossibilitado de orar colocando as devidas palavras e frases juntas. Significa amor incondicional, amor que é mantido mesmo quando não se concorda com todas as decisões que aquela pessoa amada está tomando, e mesmo quando ela pode injustamente voltar-se contra você. Requer ajuda prática tal como cuidar das crianças para permitir a uma jovem mãe ter algumas horas livres a cada semana ou levar uma pessoa idosa para dar um passeio de carro a fim de proporcionar-lhe uma reanimadora mudança de cenário. É necessário sabedoria para reconhecer quando a ajuda que você está proporcionando é suficiente e quando é necessário um apoio mais profissional vindo de um médico capacitado. Os benefícios de tal amizade cuidadora não podem ser superestimados:

> A presença, a disponibilidade, e simplesmente a existência de um amigo assim pode dar um tremendo grau de conforto à pessoa deprimida, como também demonstra, em termos físicos, o quanto ela é cuidada, aceita, amada assim como ela é e com todas as suas imperfei-

41 R. K. Hampton, *The Far Side of Despair: A Personal Account of Depression* (Chicago: Nelson-Hall, 1975), p. 78.

> ções. Não é difícil para a pessoa em depressão chegar a entender que se indivíduos cristãos podem amá-la tanto, quanto mais não a amará o próprio Deus?...
> Amizade incondicional é a chave, assim como a lealdade. Os amigos verdadeiros são os que podem aceitar a pessoa deprimida como ela é —nos dias bons, maus, tristes, aterrorizantes e de ira. Amigos como estes não pressionam de modo algum, mas permitem ao sofredor ser ele mesmo, não importa quão horrível isso possa parecer. Como um dos meus amigos deprimidos disse: "É um alívio não ter de colocar uma máscara".[42]

Na congregação, pastores e oficiais deveriam encorajar uma atmosfera de apoio:

> Para que nossas igrejas sejam realmente eficientes no apoio àqueles com dificuldades na saúde mental, precisamos estabelecer uma cultura na qual todos na igreja local saibam que é aceitável ter problemas de tempos em tempos, e que a igreja como um todo — e especialmente sua liderança — esteja ali para apoiar os membros da igreja durante estes tempos difíceis tanto quanto em tempos de sucesso.[43]

A igreja deve estar especialmente alerta para a necessidade de suporte aos apoiadores. Prestar auxílio efetivo aos que padecem na mente é algo que exige muito fisicamente, mentalmente, emocionalmente, e espiritualmente. Como cristãos precisamos estar conscientes da necessidade de não apenas apoiar pessoas em depressão, mas também ministrar às necessidades daqueles que lhes são próximos e queridos.

Estigma

Existe ainda um estigma ligado à doença mental, e à depressão em particular. Ignorância e falsos entendimentos enchem a mentalidade geral com muitos preconceitos e mentiras. Como resultado, muitos

---

42 J. Lockley, *A Practical Workbook for the Depressed Christian* (Bucks: Authentic Media, 2005), p. 338.

43 Cris Williams, Paul Richards, Ingrid Whitton, *I'm not supposed to feel like this* (Londres: Hodder & Stoughton, 2002), p. 236.

ainda veem as doenças mentais como a depressão como uma escolha pessoal, ou como um sinal de fraqueza, ou como uma desculpa para desistir da vida. A pessoa deprimida pode também partilhar dessas crenças erradas e assim aumentar seu senso de culpa e fracasso. Consequentemente, elas muitas vezes estarão muito relutantes em admitir o que estão sentindo e, assim, seguem por muitos longos meses ou até mesmo anos sem pedir ajuda ou buscar tratamento.

Seguir os três primeiros passos deste capítulo ajudará a reduzir este estigma. Mas a igreja pode também ajudar deixando claro que os cristãos não têm de ser perfeitos e isentos de problemas; além de demonstrar que quando as pessoas experimentam problemas elas não são ignoradas nem evitadas.

Também o pregador deveria apresentar uma visão equilibrada da vida cristã como representada nos salmos, dos quais um terço lida com o medo, a ansiedade e o desespero. Isso faz parte e é uma parcela da experiência cristã normal em um mundo anormal. Lembremo-nos cada vez mais: "Pois quem é que te faz sobressair? E que tens tu que não tenhas recebido? E, se o recebeste, por que te vanglorias, como se o não tiveras recebido?" (1Co 4.7). Ou, dizendo de outro modo: "praticamente todos podem apresentar problemas de saúde mental, dada a sequência de erros na experiência de vida e os fatores de estresse".[44]

Segredo

Em razão do estigma atrelado à enfermidade mental, é normalmente necessário um tremendo esforço de coragem para alguém admitir a depressão, quase sempre devido ao temor do que as pessoas dirão. Se alguém, contudo, confia em você o suficiente para se confidenciar, então você deve manter a mais estrita discrição. Não deve haver qualquer "fofoca-santa", do tipo: "Eu só estou lhe falando sobre isto para que você possa orar a respeito...". É trágico que tantos cristãos deprimidos tenham de prolongar o seu sofrimento secreto por causa do medo justificado de que ninguém na igreja consegue guardar um segredo! A igreja está com uma necessidade desesperada de cristãos que sejam conhecidos por ter este talento simples — guardar confidências.

44 Ibidem, p. 237.

Autoestima

Frequentemente, durante a depressão, uma profunda autocrítica bem como a dúvida a respeito de si próprio vêm à tona. A pessoa deprimida muitas vezes se sente inútil e sem valor, e com a autoestima lá embaixo. Que deveríamos fazer para tratar isso?

Alguns cristãos relutam em fazer qualquer elogio ou encorajar uma pessoa por conta do risco de tornar esta pessoa orgulhosa. Contudo, é seguro dizer que o orgulho é um dos vícios menos arriscados para alguém que está deprimido. O orgulho resulta de se ter uma visão superinflada de si mesmo. A depressão envolve o oposto.

Outros cristãos interpretam erradamente a doutrina do pecado original e da depravação total concluindo que não existe qualquer tipo de "bem" em ninguém e assim novamente falham em não dizer qualquer coisa positiva a alguém. Contudo, sem atenuar a fraqueza do coração humano e sem negar nossa inabilidade para fazer qualquer coisa agradável a Deus, à parte da fé em Cristo, deveríamos nos sentir livres para encorajar as pessoas deprimidas a terem uma visão mais realista de si mesmas focando seus dons dados por Deus, sua contribuição para a vida dos outros, sua utilidade na sociedade e, se são cristãos, seu valor para a igreja. Por exemplo, uma jovem mãe deprimida pode sentir um fracasso total em todas as áreas de sua vida porque não conseguiu um lar perfeito ou filhos perfeitos. Podemos ajudar tal pessoa a ver o muito que ela realiza em um dia, muito embora não possa conseguir fazer tudo que gostaria. Poderíamos lembrá-la de todas as refeições que faz, as roupas que lava e passa, a organização das compras, etc., e assim ajudá-la a ver sua própria vida por um prisma mais acurado e realista. Arie Elshout comenta:

> É errado dar tapinhas nas nossas próprias costas quando alguma coisa foi realizada como resultado de nossa iniciativa. É igualmente errado, entretanto, focar no que não realizamos. Em 1Coríntios 15.10 temos um claro exemplo de humildade acompanhada de uma saudável opinião das realizações de alguém: "Mas pela graça de Deus sou o que sou; e a sua graça para comigo não foi vã, antes trabalhei muito mais do que todos eles; todavia não eu, mas a graça de Deus, que está comi-

go". Paulo sabia muito bem que ele diariamente transgredia em muitas coisas (Tg 3.2; cf Rm 7; Fl 3.12), contudo, ele não vai tão longe a ponto de eliminar todas as suas realizações. Não creio que esta é a vontade de Deus. Em contraste com as formas pecaminosas de autoconfiança e respeito próprio, há também aquelas que são boas, necessárias e úteis. Sem um senso saudável delas, os seres humanos não poderiam agir bem. Podemos orar por um senso apropriado de autoconfiança e respeito próprio, revestidos de humildade verdadeira e nos opondo sempre a tudo que impede um saudável desenvolvimento destas coisas (seja em nós mesmos ou em outros) com a Palavra de Deus.[45]

Subjetivismo

Uma das tendências mais comuns na depressão é focar nos sentimentos e basear crenças e conclusões nestes sentimentos. Isso é especialmente verdade nos cristãos. Por exemplo, eles podem sentir-se desamparados e então concluir que estão abandonados. Existe também a tendência de ler passagens da Bíblia e livros que se dirigem aos sentimentos na esperança de que isso ajudará a restaurar sentimentos verdadeiros, ao passo que tal foco tende apenas a tornar as coisas piores.

Deveríamos encorajar a pessoa deprimida a mudar-se do contexto do subjetivo e pensar nas verdades objetivas do cristianismo — coisas que são verdade, não importando os nossos pensamentos — justificação, adoção, expiação, os atributos de Deus, o céu, etc.

Falar

A regra geral é ouvir muito e falar pouco. Contudo, aqui está uma lista útil de coisas que não se deve dizer:

- Controle-se!
- Você não tem motivo para estar triste assim.
- Não seja emotivo.
- Ah, logo você vai superar isso!
- É um pecado ficar deprimido!
- Basta crer nas promessas!

---

45 *Overcoming Spiritual Depression* (Grand Rapids: Reformation Heritage Books, 2006), p. 32-33.

- Sorria, as coisas não são assim tão ruins!
- Bem, as coisas poderiam ser piores...!
- Ainda bem que não é nada sério!
- Você devia confessar seus pecados!
- Você não está mais tomando medicação, está?

Quanto mais entender a depressão, provavelmente você dirá menos coisas que machucam e prejudicam.

Suicídio

Se você suspeita que alguém esteja pensando em suicídio você deveria sábia e sensivelmente perguntar se ele está realmente pensando nisso e se já tem um plano. Isso não incutirá pensamentos suicidas na mente da pessoa depressiva. Pelo contrário, entenda que perguntando, você pode permitir ao suicida confessar seus planos e buscar ajuda profissional. Isso é vital e urgente se a pessoa em depressão lhe conta que está no estágio de arquitetar um plano.

O pastor Steve Bloem dá uma série de razões que ele usa para convencer uma pessoa depressiva – e, algumas vezes, já usou para convencer a si mesmo – de que não deveria cometer suicídio:

- É um pecado e traria vergonha para Cristo e sua igreja.
- Agradaria ao diabo e enfraqueceria grandemente aqueles que estão tentando lutar contra ele.
- Devastaria os membros e amigos da família, e você poderia ser responsável por eles seguirem seu exemplo quando confrontados com o sofrimento intenso.
- Poderia não funcionar e você poderia terminar mais incapacitado do que está e ainda lutando para combater a depressão.
- Isto é verdade: nosso Deus é um refúgio (Sl 9.10).
- Há ajuda disponível. Se você prosseguir com bastante empenho, alguém pode ajudá-lo a encontrar a ajuda que necessita.
- Se você não é salvo, irá para o inferno. Não por causa do ato em si do suicídio, mas porque todo aquele que morre sem conhecer Cristo pessoalmente enfrentará situação muito pior do que a depressão.
- Se você é um cristão, então Jesus Cristo está intercedendo por você, para que sua fé não falhe.

- Deus guardará você até que chegue o dia em que sua dor estará verdadeiramente terminada.[46]

Lentamente

É importante entender que não existem respostas fáceis e que não há quaisquer procedimentos rápidos e fixos para lidar com a depressão. Normalmente leva muitos meses e em alguns casos até mesmo anos para a recuperação. Você deve, portanto, ter uma visão de longo prazo e pacientemente aguardar pela melhora. Não se sinta frustrado pela falta de progresso e esteja sempre ciente de que recaídas temporárias podem ocorrer. John Lockley aconselha: "Paciência é essencial porque, pela natureza da doença, a pessoa deprimida vai provavelmente apresentar o mesmo quadro repetidas vezes, necessitando da mesma garantia que lhe foi dada um dia, uma semana ou um mês atrás."[47] Nesse meio tempo, levemos os nossos irmãos crentes deprimidos continuamente diante do trono da graça e intercedamos: "Senhor, está enfermo aquele a quem amas".

No curso desses capítulos estivemos olhando particularmente como a depressão afeta os cristãos. Para finalizar gostaria de retornar a algo que tratei brevemente — o modo como Deus algumas vezes usará a depressão para trazer uma pessoa não convertida ao Salvador. Se você não é convertido e está se sentindo deprimido, pelo menos parte da solução pode ser o arrependimento dos seus pecados e a fé em Cristo. Isso não quer dizer que você não precise de medicação e de aconselhamento. Contudo, a medicação e o aconselhamento serão soluções apenas temporárias se você não direcionar seu estado espiritual diante de Deus. Comprimidos podem ajuda-lo neste mundo, mas eles não estarão disponíveis no inferno, lugar do supremo tormento, desespero, e ranger de dentes. "Crê no Senhor Jesus Cristo e serás salvo" (At 16.31).

---

46 *Broken Minds* (Grand Rapids: Kregel, 2005), p. 59-60.

47 *A Practical Workbook for the Depressed Christian* (Bucks: Authentic Media, 2005), p. 338.

Apêndice

Sobre a suficiência das Escrituras: *salvação, santificação, e óculos*

A Bíblia não fornece orientação específica ou detalhada a respeito de todo e qualquer tipo de dilema e assunto espiritual. Se o fizesse, em vez de termos um só livro para levar conosco, teríamos uma biblioteca tão volumosa que não conseguiríamos lê-la nem numa vida inteira. Será que isso significa que Deus nos deixa desprovidos com respeito a determinados assuntos? De forma alguma. Vejamos o que diz a Confissão de Westminster a esse respeito:

> Todo o conselho de Deus concernente a todas as coisas necessárias para a glória dele e para a salvação, fé e vida do homem ou é expressamente declarado na Escritura ou pode ser lógica e claramente deduzido dela. (...) No entanto, reconhecemos ser necessária a íntima iluminação do Espírito para a salvadora compreensão das coisas reveladas na Palavra; e que há algumas circunstâncias referentes ao culto de Deus e ao governo da Igreja, comuns às ações e sociedades humanas, que devem ser ordenadas pela luz da natureza e da prudência cristã, segundo as regras gerais da Palavra, que sempre devem ser observadas.[48]

48 Confissão de Fé de Westminster,1.6.

O resumo do ensino bíblico da Confissão se divide em cinco partes. Em primeiro lugar, em muitas situações que enfrentamos, a instrução da Bíblia é clara e detalhada. Ela está "claramente apresentada nas Escrituras".

Em segundo lugar, quando a Bíblia não apresenta um versículo específico para nossa situação específica, deparamo-nos com a instrução "lógica e claramente deduzida". Precisamos pensar, deduzir, e aplicar os princípios gerais.

Em terceiro lugar, Deus depositou áreas de conhecimento auxiliares no consenso geral da comunidade humana, que dizem respeito a áreas como as circunstâncias do culto e o governo da Igreja. O cristão leva isso em consideração e disso aprende, mas esse conhecimento auxiliar sempre está sujeito à Palavra de Deus. Isso muitas vezes é chamado de "senso comum santificado". A Confissão lhe dá o nome de "a luz da natureza".

Em quarto lugar, a Bíblia não esgota nunca um determinado assunto. Ela trata de todas as coisas "necessárias para a glória de Deus, para a salvação, a fé e a vida do homem". Se a única coisa que você tivesse neste mundo fosse a Bíblia, já teria o suficiente — pois tem o que é necessário para ser salvo, para crer, e para viver para a glória de Deus neste mundo. Ela nos diz tudo aquilo que precisamos saber, mas não nos diz tudo o que é possível conhecer. Isso também é verdade mesmo em assuntos como a salvação e os atributos de Deus. A Bíblia não nos dá conhecimento exaustivo; em vez disso, nos dá conhecimento abrangente, necessário, suficiente.

Em quinto lugar, "a iluminação interior do Espírito de Deus é necessária para o entendimento salvífico dessas coisas reveladas na Palavra". Para um entendimento salvífico das Escrituras, precisamos mais do que as Escrituras; precisamos que o Espírito Santo nos ilumine.

Eu gostaria de considerar mais de perto as frases "lógica e claramente deduzido" e "luz da natureza".

Lógica e claramente deduzido

Isso significa que, embora talvez não encontremos um versículo específico a respeito de nosso problema ou necessidade, encontraremos sempre um princípio ou diretriz que podemos aplicar à nossa situação. Contudo, para alcançá-lo, são necessárias esmeradas reflexão e oração. Não é o caso de simplesmente sentar sem fazer nada, esperando uma voz ou uma visão. Precisamos ler as Escrituras com devoção, procurar os princípios pertinentes ao assunto, e deduzir "lógica e claramente", aplicando-os à nossa situação, não por saltos lógicos e irracionais.

Considere, por exemplo, a seguinte pergunta: "Com quem devo casar?" A Bíblia não dá a nenhum de nós a resposta específica a essa pergunta. Em vez disso, há princípios gerais que o cristão deve seguir. O cristão deve casar "unicamente no Senhor". É preciso exercer a paciência. O seu marido ou a sua esposa deve estar disposto a aceitar os deveres e responsabilidades que as Escrituras descrevem. Deve-se procurar conselho de cristãos mais velhos. Deduzindo "lógica e claramente", raciocinando piedosamente nestes princípios, você pode encontrar a resposta.

Outra pergunta que muitos de nós fazemos é: "Qual é a profissão que devo seguir?" Novamente, não há respostas específicas para essa pergunta, mas existem princípios gerais adequados nos quais devemos pensar muito bem. Será que essa profissão permitirá o pleno uso dos talentos que Deus me deu? Será que ela compromete o meu testemunho cristão? Será que as horas que terei de dedicar ao trabalho ajudarão ou atrapalharão o meu serviço ao Senhor? Será que com esse trabalho conseguirei dinheiro suficiente para mim e para a minha família? Terei possibilidade de fazer o bem aos outros nesse trabalho? Você poderá encontrar a resposta se refletir sobre esses princípios bíblicos em oração.

Quando consideramos como devemos nos vestir, descobrimos que os princípios bíblicos são vestir-se com modéstia, não ser extravagante, fazer distinção entre os sexos, e considerar o impacto que a vestimenta terá sobre os outros.

E sobre a igreja? Há muita coisa que a Bíblia nos diz claramente a respeito da ordem na igreja. Existe muita coisa que podemos concluir ou deduzir por meio de reflexão piedosa nos princípios bíblicos. Contudo, há algumas coisas a respeito das quais Deus não disse absolutamente nada na sua Palavra, nem de forma explícita, nem de forma implícita. Por exemplo, a Bíblia não fala nada a respeito de construir igrejas. Ela não nos diz nada a respeito de quantos cultos devemos realizar na semana ou quando devem ocorrer. Ela não nos diz quantos salmos devem ser cantados, quantas orações devem ser feitas, quantos capítulos da Bíblia devemos ler. Ela não nos diz qual deve ser a duração dos cultos. Nós é que decidimos essas coisas usando o senso comum santificado, sempre atuando sob as regras gerais da Palavra (1Co 14.40). Isso nos traz para a segunda frase, "a luz da natureza".

A luz da natureza

Essa é uma área onde eu temo que muitos crentes sinceros estão errando. Reagindo de forma exagerada aos ataques contra a suficiência e a adequação das Escrituras, eles se dirigem a uma posição não bíblica de "extrema e radical suficiência", com isso privando-se de muitas riquezas de Deus. A suficiência e adequação das Escrituras não significam que devemos evitar toda e qualquer fonte de conhecimento que não provenha da Bíblia. Como a Confissão deixa claro, mesmo em algumas áreas do culto e do governo da igreja precisamos aprender daquilo que a comunidade humana julgou proveitoso e benéfico. John Piper formulou o pensamento da seguinte forma:

> Para agirmos de forma coerente com a ciência, precisamos ler a respeito da ciência e estudar a natureza. Para agirmos de forma coerente com os preceitos da economia, precisamos ler a respeito de economia e observar o mundo dos negócios. Para agirmos de forma coerente nos esportes, precisamos conhecer as regras do jogo. Para agirmos de forma coerente no casamento, precisamos conhecer a personalidade de nosso cônjuge. Para agirmos de forma coerente como piloto, precisamos saber como pilotar um avião. A suficiência das Escrituras significa que não precisamos de nenhuma outra revelação especial. Não precisamos de mais outras palavras inspiradas e inerrantes. Na Bíblia que Deus já nos deu, encontramos o perfeito padrão para julgarmos todo e qualquer outro conhecimento. Todo e qualquer outro conhecimento encontra-se debaixo do julgamento da Bíblia[49].

49 "Thoughts on the Sufficiency of Scripture," Desiring God, http://www.desiringgod.org/ResourceLibrary/TasteAndSee/ByDate/2005/1282_Thoughts_on_the_Sufficiency_of_Scripture/ (acessado em 5 de março de 2010).

João Calvino usou a ilustração dos óculos para explicar o assunto[50]. Ele disse que a Bíblia não é apenas aquilo que lemos, mas aquilo com que lemos. Usamos as suas páginas como óculos para enxergar e interpretar o mundo e o conhecimento, a luz da natureza, que Deus espalhou por meio dela. Calvino explica:

> A mente humana. embora muito afastada e pervertida da sua integridade original, ainda continua adornada e investida de dons admiráveis do seu Criador. ... Sejamos cuidadosos... para não rejeitar nem condenar a verdade, onde quer que se apresente. ... Se consideramos o Espírito de Deus como a única origem e base da verdade, não devemos nem rejeitar a própria verdade, nem desprezá-la onde quer que apareça, sob pena de desonrarmos o Espírito de Deus. Será que devemos dizer que os filósofos estavam cegos em sua admirável observação e hábil descrição da natureza? ... Não, não podemos ler os escritos dos antigos a respeito desses assuntos sem nos tomarmos de grande admiração. Mas se o Senhor quiser que sejamos ajudados na física, dialética, matemática e outras disciplinas semelhantes, pelas obras e pelo ministério dos descrentes, façamos então uso dessa assistência. Pois se negligenciarmos as dádivas de Deus que nos são livremente oferecidas nessas artes, com toda justiça devemos sofrer punição por nossa indolência[51].

Chamei este apêndice de "Salvação, santificação, e óculos" porque a verdade com respeito à salvação se encontra claramente apresentada nas Escrituras; a verdade com respeito à santificação se encontra claramente apresentada ou pode ser deduzida das Escrituras; e o conhecimento neste mundo precisa ser conferido com as Escrituras ou deve ser lido por meio das lentes das Escrituras. É nesse sentido que possuímos "todas as coisas que conduzem à vida e à piedade" (2Pe 1.3). É nesse sentido que toda a Escritura "é inspirada por Deus e útil para o ensino, para a repreensão, para a correção, para a educação na justiça, a fim de que o homem de Deus seja perfeito e perfeitamente habilitado para toda boa obra" (2Tm 3.16, 17).

---

50 *Institutas*, 1.6.1.

51 *Institutas*, 2.2.15-16.

Considere, por exemplo, o ato de comer. A Bíblia possui algumas instruções claras a respeito de comer, e certos princípios que se podem deduzir. Mas a Bíblia não nos diz tudo que precisamos saber a respeito de comer. Dessa forma, aprendemos dos nutricionistas (mesmo nutricionistas não cristãos) a respeito de como comer de forma adequada para nosso bem-estar físico, mental, emocional e espiritual. Lemos esse conhecimento usando as lentes da Bíblia. Ela é suficiente para nos guardar de incorrer em erro à medida que lemos este mundo.

A mesma coisa vale para a administração do tempo. Encontramos, na Bíblia, alguns princípios a respeito do tempo, alguns claramente expostos, outros que se podem deduzir. Mas podemos ser ajudados a remir o tempo por meio da leitura de livros atuais a respeito de como organizar e administrar o tempo — outra vez, sem nunca deixar de lado nossos óculos, mas lendo e conferindo esse conhecimento com a Bíblia.

Caso semelhante se dá com o aconselhamento. É claro, alguns problemas são, por natureza, inteiramente espirituais, e só é possível resolvê-los por meio da Bíblia. Mas muitas vezes os problemas que enfrentamos no aconselhamento são compostos de uma mistura do que é espiritual, mental, relacional, social, financeiro e físico. Em alguns casos as Escrituras são bem claras. Em outros, podemos deduzir das Escrituras princípios que ajudam muito. Mas em algumas áreas temos de usar a Bíblia como óculos para ler e aprender do conhecimento que Deus distribuiu e depositou no mundo. Se nos recusamos a fazer isso, se dizemos que temos de nos separar de todo conhecimento fora da Bíblia, corremos o risco de inadvertidamente questionarmos a suficiência das Escrituras. Isso é o mesmo que dizer que a Bíblia não é suficiente para ajudar-nos a ler este mundo e aprender dele, de tal forma que precisamos nos separar dele. Eu creio que a Bíblia é suficiente para nos capacitar a ler a ciência e separar o trigo da palha, a separar observações e conclusões verdadeiras das falsas, e dessa forma fazer uso do conhecimento que Deus, em sua "graça comum" ou "providência" revelou em sua criação.

Eric Johnson comparou a Bíblia ao mapa do conselheiro no caminho da vida, o qual Deus, o grande cartógrafo da vida, esboçou:

> Há nesse mapa uma descrição de algumas das maiores características da paisagem da natureza humana (incluindo os melhores caminhos — aqueles que conduzem à maior glória de Deus e ao bem-estar dos homens), que nos dão uma ideia a respeito de quem somos, aonde devemos ir e qual a melhor maneira de alcançar o fim adequado da nossa jornada. Como todo mapa típico, ele não nos fornece todos os detalhes da paisagem (por exemplo, todas as árvores). Os mapas têm por finalidade suprir uma representação resumida da paisagem e oferecer as informações essenciais (os principais rios, caminhos, planícies ou elevações) necessárias para aquele que pretende avançar e cobrir determinada distância. A necessidade das Escrituras, então, com relação à psicologia e ao cuidado da alma significa que a Bíblia é essencial para o apropriado entendimento dos seres humanos e o trato apropriado dos seus problemas psicoespirituais[52].

Dessa forma, a Bíblia nos diz onde estamos e aonde devemos ir, e supre todas as indicações essenciais para nos conduzir até lá. Mas existem detalhes ao longo do caminho, que lemos por meio das lentes das Escrituras, e que podem beneficiar-nos em nossa jornada, desde que não abandonemos o caminho bíblico. Por essa razão, empreendemos nosso curso neste mundo com o mapa das Escrituras em nossas mãos e o compasso do Espírito Santo em nosso coração.

52 *Foundations of Soul Care* (Downer's Grove, IL: InterVarsity, 2007), p. 176–177.

OUTRAS PUBLICAÇÕES DA EDITORA OS PURITANOS/CLIRE

Adoração evangélica — Jeremiah Boroughs
Adoração reformada — Terry Johnson
Apostasia do evangelho — John Owen
Bases bíblicas para o batismo infantil, As — D. H. Small
Batismo infantil, O — Anglada, Pipa, Sartelle, Evans
Busca da plena segurança, A — Joel Beeke
Catecismo Maior de Westminster - Comentado — Johannes Geerhardus Vos
Ceia do Senhor, A — Thomas Watson
Cheios do Espírito — Augustus Nicodemus
Confissão de Fé de Westminster - Comentada — A. A. Hodge
Controvésia Não Resolvida, A — Iain Murray
Cultivando a santidade — Joel Beeke
Crente também tem depressão — David Murray
Cristianismo e Liberalismo — J. Machen
Cristo dos profetas, O — O. Palmer Robertson
Dia do Senhor, O — Joseph Pipa
Diretório de Culto de Westminster, O — Assembleia de Westminster
Disciplina na igreja: uma marca em extinção — S. Portela, V. Santos, G. W. Knight III
Dissipando a tirania (Série sobre os Huguenotes Vol. 2) — Piet Prins
Esperança adiada, Uma: a doutrina da adoção e paternidade de Deus — Stephen Yuille
Espírito Santo, O (Esboço de teologia cristã)— Sinclair Ferguson
Espírito Santo, O (Uma compilação da extraordinária obra do "Príncipe dos Puritanos") — John Owen
Estudos no Breve Catecismo de Westminster - Comentado — Leonard T. Van Horn
Evangelho para os filhos da aliança, O — Joel Beeke
Família na igreja, A — Joel Beeke
Fazendo a fé naufragar — Kevin Reed
Fazendo a igreja crescer — William Smith, Solano Portela
Fuga, A (História da perseguição aos Huguenotes) — A. Van der Jagt
Glorioso evangelho da graça, O - Sermões no Catecismo de Heidelberg — Charles Wieske
Governo Bíblico de Igreja, O — Kevin Reed
Homem e mulher e suas atribuições — George W. Knight
Igreja apostólica, A - Que significa isto? — Thomas Witherow
Igreja de Cristo, A: um tratado sobre a natureza, ordenanças e dissiplina da igreja — James Banerman
Implicações práticas do calvinismo — A. N. Martin
João Calvino era assim — Thea B. Van Halsema
Lei de Deus hoje, A — Solano Portela
Lei moral, A — Ernest Kevan
Livro da vida, O — Valter Graciano Martins

ADQUIRA TAMBÉM

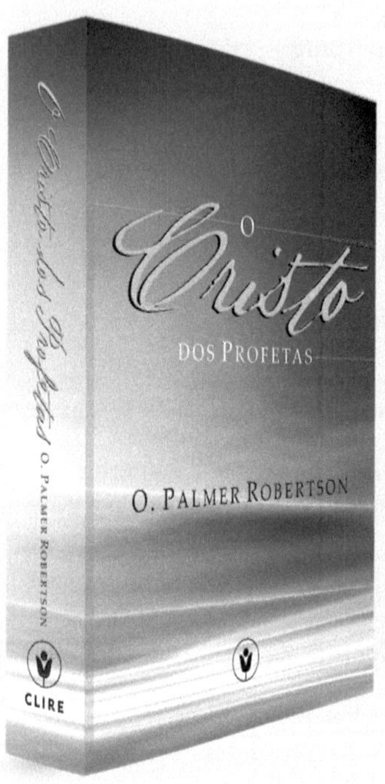

Capa dura
16x23 cm
640 páginas

O Cristo dos Profetas

Nesta meticulosa introdução aos profetas do antigo Israel, o Dr. O. Palmer Robertson revela a paixão e o propósito dos escritos extraordinários deles.

Depois de examinar as origens do profetismo, o chamado dos profetas, e sua proclamação e aplicação da lei e da aliança, Dr. Palmer dedica atenção especial ao significado bíblico-teológico do exílio e da restauração. Observando essas experiências pela perspectiva de vários profetas, ele conduz nossa atenção para os sofrimentos e para a gloriosa restauração do povo de Deus em Cristo.

Os estudiosos da teologia bíblica vão apreciar, de modo especial, a análise que Dr. Palmer faz dessas profecias, bem como suas firmes contestações às interpretações liberais e neo-ortodoxas de hoje.

Acesse a loja CLIRE

www.loja.clire.org

www.ingramcontent.com/pod-product-compliance
Ingram Content Group UK Ltd.
Pitfield, Milton Keynes, MK11 3LW, UK
UKHW041846200726
13854UKWH00005BA/2270